Ratgeber Glücksspielsucht

Ratgeber zur Reihe Fortschritte der Psychotherapie
Band 53

Ratgeber Glücksspielsucht

Dr. Klaus Wölfling

Klaus Wölfling

Ratgeber Glücksspielsucht

Informationen für Betroffene und Angehörige

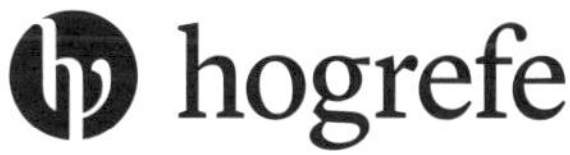

Dr. Klaus Wölfling, geb. 1971. Seit 2008 Psychologische Leitung der Ambulanz für Spielsucht an der Klinik und Poliklinik für Psychosomatische Medizin und Psychotherapie der Universitätsmedizin Mainz. 2016–2017 Vertretungsprofessur für Medizinische Psychologie und Medizinische Soziologie an der Universitätsmedizin Mainz. Forschungsschwerpunkte: Ätiologie und Behandlung der substanzungebundenen Suchterkrankungen, neurowissenschaftliche Korrelate von Suchterkrankungen, Wirksamkeitsforschung von Psychotherapie.

Bibliografische Information der Deutschen Nationalbibliothek
Die Deutsche Nationalbibliothek verzeichnet diese Publikation in der Deutschen Nationalbibliografie; detaillierte bibliografische Daten sind im Internet über http://dnb.dnb.de abrufbar.

Hogrefe Verlag GmbH & Co. KG
Merkelstraße 3
37085 Göttingen
Deutschland
Tel. +49 551 999 50 0
Fax +49 551 999 50 111
info@hogrefe.de
www.hogrefe.de

Umschlagabbildung: © stock.adobe.com / MclittleStock
Satz: Michael Kleine, Hogrefe Verlag GmbH & Co. KG, Göttingen
Druck: mediaprint solutions GmbH, Paderborn
Printed in Germany
Auf säurefreiem Papier gedruckt

1. Auflage 2023

(E-Book-ISBN [PDF] 978-3-8409-3166-6; E-Book-ISBN [EPUB] 978-3-8444-3166-7)
ISBN 978-3-8017-3166-3
https://doi.org/10.1026/03166-000

Inhalt

Vorwort

Der vorliegende Ratgeber verschafft einen Überblick über die Thematik der Glücksspielsucht, ihre Ursachen, den Verlauf der Abhängigkeitsentwicklung, über vorbeugende Maßnahmen und Behandlungsmöglichkeiten. Er dient als Informationsmaterial zur Aufklärung und Hilfe für Betroffene und deren Angehörige bei dieser Krankheit.

Die Glücksspielsucht wird bereits seit Jahren unter Leitung des Autors als Forschungs- und Behandlungsschwerpunkt in der Ambulanz für Spielsucht der Klinik und Poliklinik für Psychosomatische Medizin und Psychotherapie an der Universitätsmedizin Mainz untersucht. Somit stützt sich der Ratgeber auf eine über zehnjährige Erfahrung in der Erforschung und Psychotherapie der Glücksspielsucht. Zur Veranschaulichung und zum besseren Verständnis werden einige Fallbeispiele beschrieben, die auf realen Fällen basieren. Sie wurden soweit verfremdet, dass keine Rückschlüsse auf die betroffene Person gezogen werden können und deren Anonymität gewahrt bleibt.

Zu Beginn des Ratgebers wird das Störungsbild der Glücksspielsucht vorgestellt. Es wird beschrieben, was genau unter einer Spielsucht zu verstehen ist und welche Erscheinungsformen auftreten. Um einordnen zu können, ab wann von einer Glücksspielsucht zu sprechen ist, werden die entsprechenden Diagnosekriterien vorgestellt. Darüber hinaus wird dargelegt, welchen Einfluss die Glücksspielsucht und die damit einhergehenden Belastungen auf das Leben von Betroffenen und Angehörigen nehmen. Grundlegend für die Behandlungsplanung ist das Entstehungsmodell der Glückspielsucht. So wird im zweiten Kapitel auf die verschiedenen Faktoren, die zur Entwicklung einer Spielsucht beitragen, und die Mechanismen, die zur Sucht führen, eingegangen. Das letzte Kapitel fokussiert sich auf die Behandlungsmöglichkeiten. Hier werden verschiedene Maßnahmen und Anlaufstellen für Betroffene und deren Angehörige vorgestellt.

Der Ratgeber richtet sich an Betroffene und insbesondere auch an Angehörige. Er will aufzeigen, wie problematisches Verhalten frühzeitig erkannt werden kann und welche Maßnahmen ergriffen werden können, um der Entwicklung einer Glücksspielsucht entgegenzuwirken. Der Ratgeber will dazu beitragen, dass Angehörige das Suchtverhalten von betroffenen Personen besser verstehen lernen. Einzelne Passagen richten sich daher direkt an Angehörige und geben Hinweise zum Umgang mit Betroffenen in kritischen Situationen.

Mainz, Juni 2022 *Klaus Wölfling*

1 Pathologisches Glücksspiel/ Glücksspielsucht – Was ist das?

1.1 Spiel mit Spaß oder schon behandlungsbedürftig?

Um zu verstehen, was pathologisches Glücksspiel bedeutet, wollen wir zunächst die folgende Frage beantworten: Was ist überhaupt ein Glücksspiel? Unter Glücksspielen werden alle Spiele zusammengefasst, deren Ausgang ausschließlich oder überwiegend vom Zufall abhängig ist und nicht von den Fähigkeiten der Spielenden. In der Regel werden Glücksspiele mit Geldeinsatz verbunden, der es einem ermöglicht, um einen materiellen Gewinn zu spielen (z. B. Spielautomaten, Lotterien).

Wenn eine Person andauernd und wiederholt Glücksspiel betreibt, kann dies ein Hinweis auf pathologisches, also krankhaftes Glücksspielen sein. Das Glücksspielen kann z. B. an Automaten in einer Spielhalle, aber auch online auf entsprechenden Internetseiten stattfinden. Die Person verliert dabei oft die Kontrolle über ihr Spielverhalten. Es fällt ihr also schwer, zu steuern, wann und wie viel sie spielt. Betroffene vernachlässigen oft andere Lebensbereiche, wie Familie oder Arbeit. Sie hören selbst dann nicht zu spielen auf, wenn ihr Verhalten negative Folgen hat, wie z. B. den Verlust des Arbeitsplatzes oder eine Trennung. Forschende ordnen dieses Verhalten den Suchterkrankungen zu, da beispielsweise zur Alkohol-, Medikamenten- und Drogensucht gewisse Ähnlichkeiten bestehen.

1.2 Woran erkenne ich, dass ich glücksspielsüchtig bin?

In den aktuell gültigen Diagnosesystemen wurde die „Störung durch Glücksspielen" (engl.: „Gambling Disorder") dem Bereich der Suchterkrankungen zugeordnet und wird wie folgt beschrieben:

Glücksspielsüchtige haben das Bedürfnis, mit immer höher werdenden Einsätzen (z. B. Geldbeträgen) zu spielen. Wenn sie versuchen, weniger zu spielen oder ganz damit aufzuhören, werden sie oft unruhig oder gereizt. Charakteristisch ist außerdem, dass Glücksspielsüchtige immer wieder erfolglos versuchen, weniger zu spielen oder ganz aufzuhören. Betroffene denken viel über Glücksspiel nach, so planen sie beispielsweise ihre nächste Spielaktivität oder denken darüber nach, wie sie sich Geld dafür beschaffen können. Häufig spielen Betroffene dann, wenn sie sich hilflos, schuldig, ängstlich oder traurig fühlen. Wenn Glücksspielsüchtige Geld verlieren, spielen sie erneut, um den Verlust auszugleichen. Dies nennt man „Nachjagen" oder „Chasing". Um das Ausmaß ihres Spielens zu verheimlichen, lügen Betroffene ihre Mitmenschen an. Durch das Spielen verlieren oder gefährden Glücksspielsüchtige häufig ihren Arbeitsplatz oder wichtige Beziehungen. Außerdem verlassen sie sich darauf, dass andere Personen ihnen Geld geben, um ihre hoffnungslose finanzielle Situation zu verbessern.

> Mithilfe des Arbeitsblatts 1 (vgl. Seite 59 im Anhang) können Sie selbst überprüfen, ob zentrale Merkmale der Glücksspielsucht auf Sie zutreffen.

Um eine Diagnose zu rechtfertigen, muss nach DSM-5, einem weit verbreiteten Klassifikationssystem für psychischen Störungen, das Glücksspielen bedeutsames Leiden oder Beeinträchtigungen bei dem Betroffenen verursachen und es müssen mindestens vier von neun Diagnosekriterien in einem Zeitraum von einem Jahr erfüllt sein, damit jemand als glücksspielsüchtig eingeordnet wird. Treffen weniger als vier der Kriterien zu, spricht man auch von problematischem statt pathologischem Glücksspiel. Dabei ist problematisches Glücksspielen mit einem hohen Risiko für die Entwicklung hin zum pathologischen Glücksspielen verbunden.

Die neun zentralen Merkmale der Glücksspielsucht nach DSM-5 sind im Folgenden noch einmal einzeln aufgelistet (vgl. auch hierzu auch Arbeitsblatt 1 im Anhang auf Seite 59):

- Toleranzentwicklung („Haben Sie das Bedürfnis, mit immer höheren Einsätzen zu spielen?"),
- Entzugssymptomatik („Fühlen Sie sich unruhig oder gereizt, wenn Sie versuchen, Ihr Spielverhalten einzuschränken?"),
- erfolglose Abstinenzversuche („Haben Sie bereits ohne Erfolg versucht, Ihr Glücksspiel einzuschränken oder komplett aufzuhören?"),
- gedankliche Eingenommenheit („Kreisen Ihre Gedanken stark um das Glücksspiel? Planen Sie gedanklich bereits, wann Sie das nächste Mal spie-

len können oder denken Sie darüber nach, wie Sie den Geldeinsatz für die nächste Runde beschaffen könnten?"),

- emotionsregulative Aspekte („Spielen Sie, wenn es Ihnen nicht gut geht bzw. Sie unangenehme Gefühle erleben?"),
- Chasing („Versuchen Sie verlorene Einsätze durch neuerliches Spielen wiedergutzumachen (Chasing)?"),
- lügen über das tatsächliche Ausmaß („Lügen Sie, um das tatsächliche Ausmaß ihres Spielverhaltens vor Ihren Mitmenschen geheim zu halten?"),
- Gefährdung wichtiger Lebensbereiche („Haben Sie wichtige zwischenmenschliche Beziehungen oder berufliche Chancen aufgrund des Glücksspiels gefährdet oder verloren?"),
- sich auf finanzielle Unterstützung durch andere verlassen („Verlassen Sie sich darauf, dass andere Personen Ihnen Geld zur Verfügung stellen, um die finanziellen Probleme zu lösen, die durch das Glücksspiel entstanden sind?").

Damit die Diagnose einer „Störung durch Glücksspielen" vergeben werden kann, darf das pathologische Glücksspielverhalten nicht Teil eines anderen Störungsbildes, wie beispielsweise der „bipolaren" Störung, sein. Die bipolare Störung kennzeichnet sich durch einen Wechsel von sogenannten depressiven und manischen Phasen, die jeweils mit spezifischen Verhaltensweisen einhergehen. Manische Episoden werden als Phasen beschrieben, in denen Betroffene anhaltend und übermäßig reizbar, aktiv, überschwänglich oder unruhig sind. In diesem Rahmen treten zudem bestimmte Verhaltensweisen auf, die wahrscheinlich unangenehme Konsequenzen haben werden. Da hierzu beispielsweise risikoreiche Investitionen, wie Glücksspiele, zählen können, sollte bei der Diagnosestellung darauf geachtet werden, ob das pathologische Glücksspiel ausschließlich in solchen manischen Phasen auftritt oder ein generelles Problem ist.

Merke

Ein Merkmal der Glücksspielsucht ist das Bedürfnis, mit immer höheren Einsätzen zu spielen. Der Versuch, das Spielverhalten einzuschränken führt zu Unruhe oder Gereiztheit. Alle bisher unternommenen Versuche, das Glücksspiel einzuschränken, waren ohne Erfolg. Oftmals wird Glücksspiel dann betrieben, wenn die betroffene Person sich nicht gut fühlt, sie z.B. gestresst oder traurig ist. Um das Ausmaß des Glücksspielverhalten zu verheimlichen, werden Mitmenschen häufig angelogen.

1.3 Welche Formen von Glücksspiel gibt es?

Bei Glücksspiel denken viele Menschen direkt an Lotterien oder Casino-Spiele. Darüber hinaus gibt es aber noch viele weitere Formen des Glücksspiels, die sowohl offline, also an realen Orten wie Spielhallen, als auch online auf entsprechenden Internetseiten bzw. in entsprechenden Apps stattfinden können. Mit der allgegenwärtigen Nutzung des Internets werden inzwischen viele der „klassischen" Glücksspielformen auch online angeboten, sodass es möglich ist, von überall und jederzeit zu spielen. Überlegen Sie doch mal, welche Formen des Glücksspiels Sie kennen und nutzen? Nutzen Sie eher Offline- oder Online-Angebote?

Die folgende Liste gibt einen Überblick über die bekanntesten Formen des Glücksspiels in Deutschland und macht deutlich, wie vielfältig das Angebot ist.

- Lotterien (offline oder online): Lotto (6 aus 49), Spiel 77/Super 6, Keno, Bingo, Eurojackpot, Sofortlotterien (z. B. Rubbellose), Soziallotterien (z. B. Aktion Mensch), Fernsehlotterien
- Spielautomaten: in der Gastronomie oder „Kleines Spiel" in Casinos/Spielbanken oder online
- Poker, Roulette, Black Jack u. a.: „Großes Spiel" in Casinos/Spielbanken oder online
- Sport- und Pferdewetten (offline oder online): z. B. Oddset oder Toto.
- Telefonische Gewinnspiele: z. B. bei Dauer-Quizsendungen
- Glücksspielnahe Inhalte in Apps und Games: z. B. Lootboxen (Kiste mit unbekanntem Inhalt), Glücksräder oder Lose
- Day-Trading/Intraday Trading: kurzfristige Börsenspekulation.
- Privates oder illegales Glücksspiel (offline oder online)

1.4 Was macht ein Glücksspiel aus und wieso macht es süchtig?

Bei einigen klassischen Formen des Glücksspiels wie Lotterien oder Spielautomaten ist für die meisten Personen direkt verständlich, dass es sich um ein Glücksspiel handelt, dessen Ausgang ausschließlich vom Zufall abhängig ist. Bei anderen Angeboten hingegen kann der Glücksspielcharakter weniger offensichtlich sein, wodurch beispielsweise ein falsches Gefühl von Kontrolle vermittelt wird. Dies kann dazu beitragen, dass sich die Spielhäufigkeit und somit die Suchtgefahr immer weiter erhöht.

Zu diesen Spielen zählen unter anderem die telefonischen Gewinnspiele in Fernsehsendungen, bei denen der Gewinn üblicherweise an die Beantwortung einer Quizfrage geknüpft ist. Dadurch wird der Eindruck vermittelt, dass die spielende Person den Ausgang des Spiel aktiv beeinflussen könne. Das System baut allerdings darauf auf, dass die Fragen so leicht sind, dass jeder sie beantworten kann und folglich sehr viele Menschen anrufen. Unter dieser Vielzahl an Teilnehmenden ist es letztendlich doch vom Zufall abhängig, ob eine teilnehmende Person überhaupt die Möglichkeit erhält, die richtige Antwort zu nennen. Somit liegt es nicht in der Hand der spielenden Person, ob sie gewinnt oder nicht.

Ein weiterer Bereich, der eine Illusion von Kontrolle vermittelt, ist das sogenannte Day-Trading. Hierbei handelt es sich um kurzfristige Börsenspekulationen, die Glücksspielcharakter haben, da kurzfristige Schwankungen im Gegensatz zu langfristigen Entwicklungen kaum vorhersagbar sind. Auch bei Sportwetten kann der Eindruck entstehen, dass die tippende Person mit ihren Fähigkeiten Einfluss nimmt, z. B. indem sie bisherige Turniere analysiert und auf die bisher erfolgreichste Mannschaft setzt. Nichtsdestotrotz kann die Person den Ausgang des Spiels nicht aktiv beeinflussen.

Passend dazu gelten auch ein hohes Ausmaß an Interaktion sowie eine starke emotionale Beteiligung als riskante Merkmale von Glücksspielen. Darüber hinaus wird die Suchtgefahr bei einer raschen Spielabfolge gesteigert und wenn man direkt Rückmeldung über Gewinn und Verlust erhält. Dies machen sich beispielsweise Online-Games und Computerspiele zunutze, indem sie klassische Glücksspielformen wie Glücksräder und Lose integrieren. Dabei besteht für die spielende Person die Möglichkeit, exklusive Gegenstände oder

Upgrades zu gewinnen, die gegenüber anderen Spielenden einen Vorteil oder schnelleren Spielfortschritt verschaffen sollen. Oftmals werden die Spielenden mit einer kostenlosen Teilnahme angeworben und erhalten dann bei einer Niete direkt die Information, dass sie gegen Bezahlung weitere Chancen auf den Gewinn erhalten können. Auch das Prinzip der „Lootboxen" funktioniert ähnlich: Bei Lootboxen handelt es sich um Kisten mit einem zufällig generierten Inhalt (z. B. Ausrüstungsgegenstände oder andere Dinge), die gegen Bezahlung im Spiel erworben werden können. Beim Kauf der Box weiß die spielende Person (ähnlich wie bei einem Los) nicht, was darin enthalten ist. Ob sie einen gewünschten Gegenstand erhält oder nicht, ist also vom Zufall abhängig. Da der Kauf von Lootboxen manchmal die einzige Möglichkeit ist, besonders seltene Gegenstände zu erhalten, können solche Spiele dazu verleiten, immer mehr Boxen zu kaufen.

Merke

Lootboxen sind wie Wundertüten, mit denen Kinder auf Jahrmärkten dazu verleitet werden, ihr ganzes Taschengeld dafür auszugeben, nur um ein bestimmtes Bild oder einen bestimmten kleinen Gegenstand zu erhalten.

Ein weiteres suchtförderndes Merkmal ist die ständige Verfügbarkeit von Glücksspielen, die durch Smartphones und mobile Daten massiv zugenommen hat. So kann man inzwischen jederzeit und überall online sein, um beispielsweise Online-Poker zu spielen oder auf Sportturniere zu wetten. Die Verlagerung in Online-Bereiche geht zudem mit einer vermehrten bargeldlosen Bezahlung per Kreditkarte oder Bankeinzug einher, sodass der tatsächliche Verlust nicht direkt sichtbar ist. Die Hemmschwelle, noch mehr einzusetzen, ist dadurch verringert und es besteht die Gefahr, mehr zu verspielen, als man eigentlich hat.

Auch Hauptgewinne oder Jackpots und die Variabilität des Geldeinsatzes zählen zu den risikoreichen Merkmalen von Glücksspielen, da sie im Rahmen von „Chasing"-Verhalten wirksam werden bzw. dieses auslösen können. Die Aussicht auf einen Hauptgewinn kann beispielsweise als attraktive Option gesehen werden, alte Verluste wiedergutzumachen. Es entsteht der Eindruck, man müsse ja nur einmal gewinnen und dann wären alle finanziellen Probleme beseitigt. Auf ähnliche Weise wirken auch variable Einsatzmöglichkeiten, wenn suggeriert wird, dass eine Einsatzerhöhung mit einem potenziell höheren Gewinn einhergehen kann. Auch kurzfristige Börsenspekulationen können aus diesem Grund attraktiv wirken, da sie oftmals als schnelle Möglichkeit gesehen werden, hohe Gewinne zu erzielen.

Unter den verbreitetsten Glücksspielformen besitzen Automaten und Casinospiele (sowohl online als auch offline), gefolgt von Sportwetten, das größte Suchtpotenzial. Klassische Lotterien mit niedriger Spielfrequenz (z.B. Lotto 6 aus 49: Ziehungen nur zweimal pro Woche) hingegen bergen ein geringeres Risiko für die Entwicklung einer Glücksspielsucht.

1.5 Welche Risiken und Konsequenzen hat die Glücksspielsucht für Betroffene und Angehörige?

Pathologisches Glücksspiel geht in der Regel mit einer Reihe an psychischen, sozialen und finanziellen Problemen einher. Durch vermehrtes Spielen und die damit einhergehenden Verluste kommt es oftmals zu finanziellen Einbußen bis hin zur Verschuldung. Betroffene beginnen, Ersparnisse zu verspielen oder sich Geld bei Freunden und Familie zu leihen. In extremen Fällen kann auch Beschaffungskriminalität ein Thema werden, sodass die Glücksspielsüchtigen illegale Methoden anwenden, um an Geld zu kommen.

Auf gesellschaftlicher Ebene sind Suchterkrankungen mit einem Stigma behaftet. Das bedeutet, dass die Erkrankung von den meisten Menschen als (von der Norm abweichende) Auffälligkeit betrachtet und mit negativen Eigenschaften (z.B. „willenlos“) und Vorurteilen in Verbindung gebracht wird. Dies geht oft mit einer Abwertung der suchtkranken Personen einher, z.B. indem angenommen wird, dass Betroffene selbst schuld an ihrer Erkrankung sind. Aus diesem Grund schämen sich die Betroffenen häufig für ihre Glücksspielsucht und versuchen, ihr Problemverhalten so lange wie möglich geheim zu halten. Sie trauen sich nicht, Angehörige um Hilfe zu bitten oder Fachstellen aufzusuchen. So entstehen auf sozialer Ebene zwischenmenschliche Probleme, da die glücksspielsüchtige Person ihre Angehörigen belügt und ihnen beispielsweise verheimlicht, wo sie hingeht oder wofür sie Geld ausgibt. Ist den Angehörigen bis zu einem gewissen Ausmaß bewusst, dass die betroffene Person Glücksspiele spielt, so können Konflikte über Spielzeiten oder Finanzen ein zentrales Thema sein. Partnerschaftsprobleme bis hin zur Scheidung sowie die Entfremdung von Freunden und Familie können die Folge sein. Im schlimmsten Fall kann es passieren, dass sich das gesamte soziale Umfeld weitgehend von der betroffenen Person abwendet. Zudem kann es auch am Arbeitsplatz zu Schwierigkeiten kommen, da Betroffene oft unkonzentriert und wenig motiviert sind. Möglicherweise sind sie sogar durch das Glücksspiel selbst abgelenkt, z. B. wenn dieses online auf dem eigenen Smartphone gespielt werden kann.

All diese Faktoren wirken sich auch auf psychischer Ebene negativ aus: So berichten Betroffene oftmals eine verminderte Lebensqualität und erhöhtes Stresserleben, z. B. aufgrund der zwischenmenschlichen Probleme, der Schwierigkeiten im Job oder wegen der finanziellen Notlage. Darüber hinaus können auch einzelne Symptome der Glücksspielsucht als belastend erlebt werden, z. B. das dauerhafte Nachdenken über Glücksspiel und Geldbeschaffung oder gescheiterte Abstinenzversuche. Auch eine gedrückte Stimmung bis hin zu Depressionen sowie Ängste und Angststörungen sind häufig berichtete Folgen. Als Reaktion auf finanzielle Probleme, um mit Stress umzugehen oder um die Stimmung zu verbessern, konsumieren manche Betroffene Alkohol, Tabak, Medikamente oder andere Drogen und laufen somit Gefahr, möglicherweise eine weitere Abhängigkeit zu entwickeln. Das Zusammentreffen vieler dieser negativen Konsequenzen kann schließlich mit einem erhöhten Suizidrisiko einhergehen.

Angehörige von Betroffenen leiden ebenfalls unter dem Problemverhalten, da sie sich beispielsweise Sorgen um die glücksspielsüchtige Person und die finanzielle Situation machen, Teil von Konflikten und Streitgesprächen sind und häufig nicht wissen, wie sie mit der betroffenen Person umgehen sollen. Finanzielle Schwierigkeiten der Betroffenen können zum Problem der Angehörigen werden, wenn sie der glücksspielsüchtigen Person immer wieder Geld leihen oder deren Schulden und Rechnungen begleichen. Indem Angehörige so die Verantwortung für die Probleme der glücksspielsüchtigen Person übernehmen, unterstützen sie langfristig die Glücksspielsucht und verstärken das problematische Verhalten der Betroffenen. Die Angehörigen gewinnen den Eindruck, dass sie eingreifen müssen, um eine Eskalation der Situation zu verhindern. Während das Eingreifen der Angehörigen kurzfristige Probleme, wie z. B. ausstehende Rechnungen, lösen kann, führt es langfristig dazu, dass sie Teil des Suchtsystems der Betroffenen werden. Dies schränkt die Angehörigen in ihrem alltäglichen Leben massiv ein, verringert die Lebensqualität und kann dazu führen, dass die Angehörigen schließlich selbst in finanzielle Not geraten.

Darüber hinaus entstehen auch auf sozialer Ebene negative Konsequenzen für die Angehörigen: Oftmals empfinden sie die ständige Abwesenheit der glücksspielsüchtigen Person als belastend oder haben das Gefühl, ihr Gegenüber gar nicht mehr zu erkennen. Geheimhaltung und Lügen zerstören das Vertrauen in die andere Person und belasten die Beziehung. So verlieren die Angehörigen ggf. eine wichtige Bezugsperson, auf die sie sich früher gerne verlassen haben und deren Hilfe sie bei Problemen in Anspruch nehmen konnten. Besonders innerhalb von Partnerschaften kann dies dazu führen, dass der oder die Angehörige sich allein gelassen und einsam fühlt. Weitere Konsequenzen können schließlich auch psychosomatische Symptome, wie z. B. Schlafprobleme oder Depressionen, sein. Auch für Angehörige steigt das Risiko, zur Bewältigung der Probleme Substanzen zu konsumieren und so möglicherweise selbst eine Suchterkrankung zu entwickeln.

1.6 Wie verbreitet ist das (pathologische) Glücksspiel?

Laut einer Befragung aus dem Jahr 2019 (Banz, 2019) haben circa drei von vier Deutschen zwischen 16 und 70 Jahren in ihrem Leben irgendwann einmal ein Glücksspiel gespielt (75,3 %). In Bezug auf die letzten zwölf Monate vor der Befragung sind es 37,7 % der Deutschen, die an mindestens einem Glücksspiel teilgenommen haben. Männer spielen in allen Altersgruppen häufiger als Frauen.

Im Jahr 2019 waren Lotterie-Spiele am beliebtesten, allen voran Lotto „6 aus 49“, gefolgt von Eurojackpot, den Lotto Zusatzlotterien Spiel 77/Super 6 und Sofortlotterien. Am zweithäufigsten wurden Automaten und Casinospiele gespielt, wobei der größte Anteil auf die Geldspielautomaten entfiel. Danach folgten die Sportwetten. Dieses Muster war für Männer und Frauen sehr ähnlich, wobei Männer die beliebtesten Glücksspielformen häufiger nutzten als Frauen.

Man geht davon aus, dass 1 bis 2 % der Bevölkerung in Deutschland pathologisch Glücksspiel betreiben. Männer sind etwa doppelt so oft betroffen wie

Frauen. Jüngere Menschen scheinen zudem ein höheres Risiko zu haben, pathologisches Glücksspielverhalten zu entwickeln (vgl. Abbildung 1).

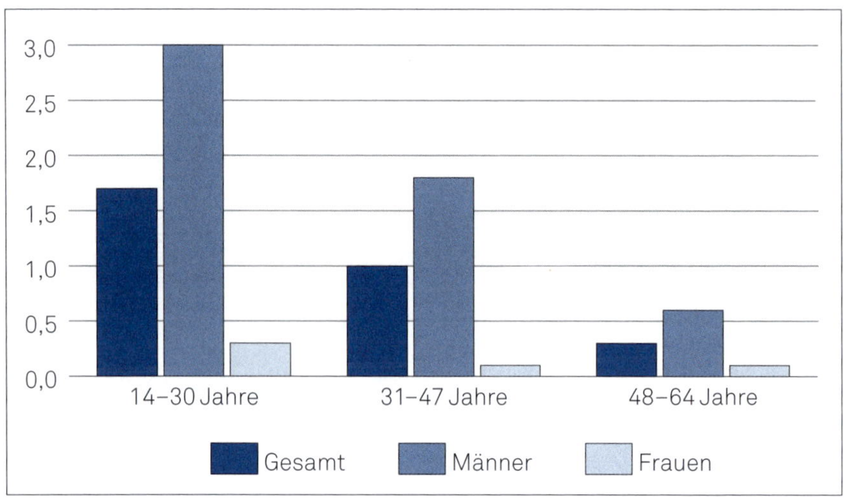

Abbildung 1: Häufigkeit pathologischer Glücksspielnutzung nach Alter und Geschlecht (basierend auf Daten der PAGE-Studie, Meyer et al., 2011)

Merke

Etwa 1 bis 2% der Deutschen sind glücksspielsüchtig. Dabei sind Männer etwa doppelt so häufig davon betroffen wie Frauen. Vor allem junge Männer im Alter von 14 bis 30 Jahren betreiben das Glücksspiel in einem pathologischen Ausmaß.

2 Wie entsteht eine Glücksspielsucht?

Eine Glücksspielsucht kann auf ganz verschiedene Weise entstehen. Manchmal sind es scheinbar mehrere aufeinanderfolgende Zufälle, die eine Glücksspielsucht begünstigen. Oftmals steht ein hoher Gewinn beim ersten Spielen am Anfang einer Glücksspielsucht. Das folgende Fallbeispiel soll Ihnen einen Einblick in die Entstehung und den möglichen Verlauf einer Glücksspielsucht geben.

Fallbeispiel: Daniel

Daniel ist 24 Jahre alt (Name und Alter zum Schutz des Patienten verändert). Seit etwa sechs Jahren ist er glücksspielsüchtig. Immer wieder habe es Phasen gegeben, in denen es ihm gelungen sei, nicht zu spielen. Vor einigen Monaten habe er jedoch einen erneuten Rückfall erlebt, bei dem er erneut hohe Geldsummen an Glücksspielautomaten verspielt habe. Einer der Auslöser dafür sei die Trennung von seiner Partnerin gewesen.

Kurz vor seinem 18. Geburtstag habe er mit Freunden in einem Dönerrestaurant das erste Mal an einem Spielautomaten gespielt. Danach sei er dann ab und zu allein in Spielhallen gegangen. Sein Glücksspielverhalten habe sich in Hinblick auf Häufigkeit des Spielens und der Höhe der Geldeinsätze gesteigert. Anfangs habe er nur aus Spaß gespielt und sich über kleine Gewinne gefreut. Inzwischen spiele er aus Langeweile oder um in stressigen Phasen zu entspannen.

Meist spiele er mit 50 bis 100 Euro Einsatz. Über die Jahre habe er sehr viel Geld verspielt. Erst habe er sein Erspartes verspielt, später auch Geld von seinen Eltern entwendet. Immer wieder habe er sich Geld bei Freunden geliehen, um durch den Monat zu kommen, wenn er sein verfügbares Geld mal wieder verspielt hatte. Trotz steigender Schulden und schlechter werdenden Schulnoten während seiner Ausbildung habe der Patient es nicht geschafft, sein Spielverhalten zu reduzieren oder ganz mit dem Spielen aufzuhören. Er habe schon oft versucht, sein Spielverhalten einzuschränken, aber immer wieder habe er erneut mit dem Spielen angefangen. Zuerst mit kleinen Geldbeträgen, die im weiteren Verlauf immer weiter gestiegen sein. Manchmal habe er es geschafft, selbst gesetzte Geldlimits einzuhalten. In den meisten Fällen sei ihm das jedoch nicht gelungen und so habe er seine Limits um ein Vielfaches überschritten. Oftmals habe er mit dem Ziel gespielt, seine Schulden begleichen zu können und verlorenes Geld wieder zu gewinnen („Chasing"). Dadurch habe er nach und nach den Bezug zu Geld verloren. Seine Spielhäufigkeit und der Geldeinsatz hingen davon ab, wie viel Geld er zur Verfügung habe. Um sein Spielverhalten zu verheimlichen, habe er viel gelogen.

Vor zwei Jahren sei sein Spielverhalten jedoch aufgefallen, als seine Eltern Kontoauszüge von ihm gesehen hätten. Daraufhin hätten diese ihn mehr kontrolliert und er habe ein halbes Jahr lang nicht gespielt. Als er dann einmal in der Stadt gewesen sei, sei er in eine Spielothek gegangen und habe mit geringem Einsatz gespielt. Dies habe sich wiederholt und die Einsätze hätten sich gesteigert. Nach einem größeren Gewinn habe er in der Hoffnung, einen solchen erneut zu erzielen, mit größeren Einsätzen weitergespielt. Insgesamt habe er wohl bis zu 20.000 Euro verloren.

Seinen Rückfall habe er vor seinem gesamten Umfeld verheimlicht. Gedanklich beschäftige ihn das Spielen nur in Phasen des Leerlaufs. Wenn er etwas mit Freunden mache oder sich ablenke, denke er nicht daran. Er spiele seit vielen Jahren Fußball und trainiere derzeit viermal die Woche, sodass ihm der Verzicht aufgrund des vollen Terminkalenders meistens nicht schwerfalle. In Trainingspausen sehe das jedoch ganz anders aus. In seinem Freundeskreis wisse niemand von seiner Spielproblematik, da ihm das Thema unangenehm sei.

Der Patient wolle komplett mit dem Spielen aufhören, unter anderem weil sein Job in Gefahr sei, wenn auf der Arbeit jemand davon erfahren würde. Außerdem fühle er sich gedanklich stark von der Glücksspielsucht vereinnahmt. Er mache sich viele Vorwürfe und habe Schuldgefühle. Zwar sei er aktuell seit fünf Monaten spielfrei, durch seinen ausgeprägten Spieldrang könne er sich aber kaum vorstellen, langfristig abstinent zu leben. Er wolle sein Spielverhalten unbedingt beenden und seine Bezugspersonen nicht mehr anlügen müssen.

Daher nahm er in einer Klinik für Psychotherapie ein halbes Jahr lang an einem ambulanten, verhaltenstherapeutischen Rehabilitationsprogramm teil. Gemeinsam mit dem Therapeuten konnte er unter anderem folgende Therapieziele formulieren:

1. Motivation aufbauen, abstinent zu bleiben.
2. Psychoedukation (Vermittlung von Informationen über das Krankheitsbild Glücksspielsucht).
3. Individuelles Störungsmodell zur Glücksspielsucht erarbeiten.
4. Alternative angenehme Aktivitäten und soziale Kontakte aufbauen.
5. Umgang mit Konflikten und Äußern eigener Bedürfnisse fördern.
6. Strategien zur Regulation von Gefühlen (besonders in Stresssituationen) erlernen.
7. Problemlösestrategien erarbeiten, um mit alltäglichen Belastungen umzugehen.
8. Selbstabwertende Gedanken und Selbstvorwürfe analysieren und verändern, um Selbstwertgefühl aufzubauen.
9. Umgang mit Spielverlangen und Rückfällen (Notfallstrategien) erlernen.

Im Rahmen des ambulanten Rehabilitationsprogramms nahm er wöchentlich an Einzel- und Gruppensitzungen teil. Im Verlauf der Therapie konnte der Patient eine konstruktive und vertrauensvolle Beziehung zu seinem Therapeuten aufbauen, sodass er offen über seine Glücksspielproblematik und die daraus folgenden Konsequenzen sprechen konnte. Er sah seine Glücksspielsucht von Beginn an ein und hatte die Motivation, etwas zu verändern. In der Therapie baute er alternative Verhaltensweisen auf und integrierte sie in seinen Alltag. Der Patient konnte neue soziale Kontakte knüpfen und auch auf der Arbeit lief es gut, wodurch sein Selbstwertgefühl stieg. Während der Therapie wurde der Patient nicht rückfällig. Einmal kaufte seine Partnerin ein Rubbellos, welches dem Patienten nichts ausmachte. Im Verlauf der Therapie trennte sich seine Partnerin von ihm. Diese Belastung und andere aufkommende Probleme konnte er in der Gruppentherapie mit anderen Patienten besprechen. Er konnte sowohl die Auslöser als auch die aufrechterhaltenden Bedingungen seines Glücksspielverhaltens klar identifizieren und lernte, sie im Alltag besser wahrzunehmen. Dadurch erkannte er suchtgefährdende Situationen frühzeitig. Er konnte die Therapie erfolgreich abstinent und mit einer positiven Prognose des Therapeuten beenden.

2.1 Risikofaktoren für die Entstehung einer Glücksspielsucht

Um zu verstehen, wie eine Glücksspielsucht entsteht, muss man viele verschiedene Faktoren betrachten. Einer davon ist das Alter. Bei jüngeren Erwachsenen ist es wahrscheinlicher, dass sie eine Glücksspielsucht entwickeln als bei älteren. Auch Personen mit einem Migrationshintergrund, einem niedrigen Schulabschluss und geringem Einkommen sind häufiger glücksspielsüchtig als andere. Darüber hinaus hängen auch besonders regelmäßiges Spielen und höhere Geldeinsätze (mehr als 100 Euro pro Monat) oftmals mit problematischem Glücksspielverhalten zusammen. Neben diesen Merkmalen spielen auch psychologische Faktoren, wie Persönlichkeitsmerkmale oder bestimmte Denkmuster eine Rolle. So werden sehr impulsive Personen oder Personen mit einer mangelhaften Konfliktverarbeitung eher glücksspielsüchtig als andere. Hinsichtlich der Denkmuster stellen fehlerhafte Gewinn- bzw. Risikobeurteilungen oder „magisches" Denken Risikofaktoren dar. Einige dieser Risikofaktoren sind zur Verdeutlichung nachfolgend als Kreisdiagramm dargestellt.

Die Diagramme auf der linken Seite beziehen sich auf Personen mit problematischem oder pathologischem Glücksspielverhalten, die Diagramme auf der rechten Seite auf Personen, die Glücksspiele nutzen, aber ein unproblematisches Verhalten zeigen. Man sieht, dass im Vergleich zu Personen mit unproblematischem Glücksspielverhalten die beiden abgebildeten Risikofaktoren (Migrationshintergrund und monatlicher Geldeinsatz ≥100 Euro) bei den problematisch Glücksspielenden deutlich öfter zu finden sind als bei den unproblematisch Glücksspielenden. Zum Beispiel zeigt sich, dass der Anteil von Personen mit Migrationshintergrund unter den problematisch Glücksspielenden mit knapp 46 % um einiges höher ist als bei den unproblematisch Glücksspielenden (ca. 15 %). Somit lässt sich sagen, dass Personen mit Migrationshintergrund ein höheres Risiko haben, ein problematisches Glücksspielverhalten zu entwickeln.

Merke

Bei der Entwicklung der Glücksspielsucht spielen viele verschiedene Faktoren eine Rolle. Man geht davon aus, dass insbesondere jüngere Erwachsene oder Menschen mit Migrationshintergrund dafür gefährdet sind, eine Glücks-

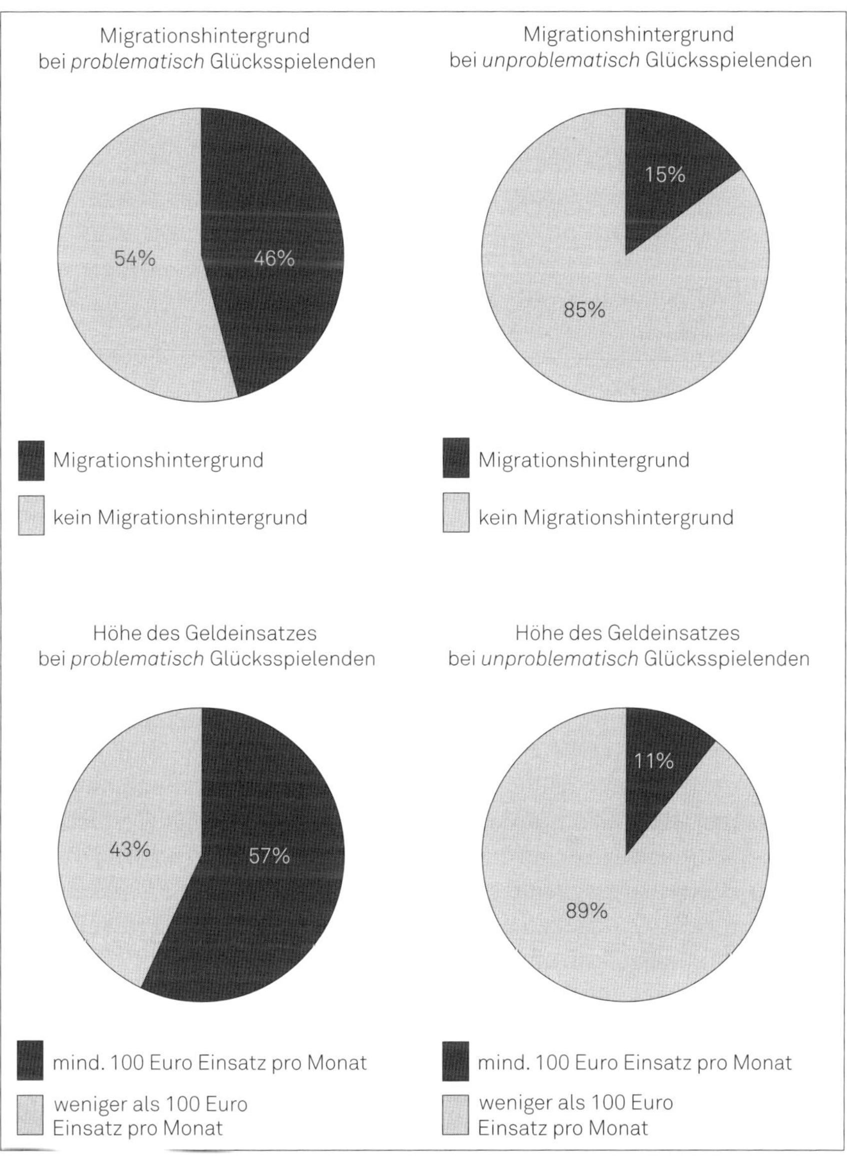

Abbildung 2: Häufigkeit der Risikofaktoren Migrationshintergrund und monatlicher Geldeinsatz ≥ 100 Euro unter problematisch (links) und unproblematisch (rechts) glücksspielenden Personen (basierend auf Daten einer Umfrage von Banz, 2019).

spielsucht zu entwickeln. Auch Personen mit einem niedrigen Schulabschluss oder einem geringen Einkommen sind häufiger davon betroffen als andere. Darüber hinaus sind einige Persönlichkeitsmerkmale, wie z. B. Impulsivität oder bestimmte Denkmuster relevant für die Entstehung einer Glücksspielsucht.

2.2 Komorbiditäten: Was war zuerst da?

Es gibt einige Erkrankungen, die häufig in Kombination, also komorbid, mit der Glücksspielsucht auftreten. Dazu zählen zum Beispiel Depressionen und Angststörungen, aber auch bestimmte Persönlichkeitsstörungen. Darüber hinaus sind pathologisch Glücksspielende oftmals von anderen Suchterkrankungen betroffen. Unter den substanzbezogenen Süchten werden Tabak- und Alkoholabhängigkeiten häufig berichtet. Im nicht stoffgebundenen Bereich der Verhaltenssüchte ist vor allem die Internetsucht ein Thema.

Nicht immer ist es bei gleichzeitigem Auftreten zweier Störungsbilder direkt klar, was zuerst da war. So kann es beispielsweise bei einer komorbiden Depression sein, dass das Glücksspielen begonnen wurde, um die niedergeschlagene Stimmung aufzuhellen oder aber die Depression ist erst durch die Probleme entstanden, die die Glücksspielsucht mit sich brachte. Ebenso ist es auch bei den Suchterkrankungen: Es könnte sein, dass ein übermäßiger und regelmäßiger Alkoholkonsum dazu geführt hat, mit dem Glücksspiel anzufangen. Es ist aber auch denkbar, dass die Glücksspielsucht zuerst da war und sich die Alkoholabhängigkeit erst im Verlauf des pathologischen Spielens entwickelt hat. Je nach Einzelfall kann die Reihenfolge, in der die Problembereiche entstanden sind, also unterschiedlich sein.

In einer Behandlung, z. B. in einer Psychotherapie, wird in der Regel zuerst die Störung behandelt, die im Vordergrund steht und das größere Leiden verursacht. Wenn im Einzelfall klar wird, wie die beiden komorbiden Störungen miteinander zusammenhängen, kann dies natürlich im Verlauf der Behandlung berücksichtigt werden und ggf. wichtige Informationen für das eigene Krankheitsverständnis liefern.

2.3 Phasen einer Glücksspielsucht

Bei der Entstehung von Glücksspielsucht unterscheidet man drei Phasen, die fließend ineinander übergehen (vgl. auch Abbildung 3). In der Anfangsphase stehen erste positive Kontakte mit Glücksspiel im Vordergrund. Das Gewinnen löst ein angenehmes und euphorisches Gefühl aus.

> **Fallbeispiel: Thomas**
>
> Thomas, 24 Jahre alt, beschreibt das so: „Das erste Mal als ich gewonnen hab, das war ein Gefühlssturm in mir. Das war wie das erste Mal. Das war einfach nur berauschend, ich dachte wirklich ich bin der King in der Halle."

Der Selbstwert der spielenden Person steigt, da sie das Gewinnen auf ihre eigenen Fähigkeiten zurückführt und somit ein Gefühl der Kontrolle entwickelt. Dadurch wird das Spielverhalten immer risikoreicher und die Person entwickelt sogenannte „Gewinnfantasien". Die zweite Phase wird als kritisches Gewöhnungsstadium bezeichnet. Das Glücksspielen wird immer intensiver und die Einsätze steigen, da die spielende Person versucht, ihre Verluste auszugleichen.

> **Fallbeispiel: Thomas (Forts.)**
>
> Thomas: „Es fing mit 50 Euro an und nachher wurde es immer extremer. Man hat halt mal 100 Euro reingesteckt, dann 150 Euro. Und irgendwann hat der Spaß aufgehört und man wollte halt den Verlust ausgleichen."

Meist wird das Denken der Person zunehmend durch Glücksspiel beherrscht. Dennoch können Abstinenzphasen, in denen die Person gar kein Glücksspiel mehr betreibt, weiterhin vorkommen. In der dritten Phase, dem Suchtstadium, verliert die Person immer mehr die Kontrolle über die Dauer des Spielens und die Einsätze. Dies führt dazu, dass vermehrt Angst- und Schuldgefühle erlebt werden. Außerdem entwickelt die spielende Person eine verzerrte Wahrnehmung, die mit dem Gefühl von Macht und Kontrolle einhergeht. Wichtige Bezugspersonen werden belogen und das Glücksspielen verheimlicht. Das hat sowohl im privaten als auch im beruflichen Kontext negative Konsequenzen, wie Misstrauen, Entfremdung von der Familie, Isolation oder Schulden. Oftmals treten auch Komorbiditäten, wie Depression, Suizidalität

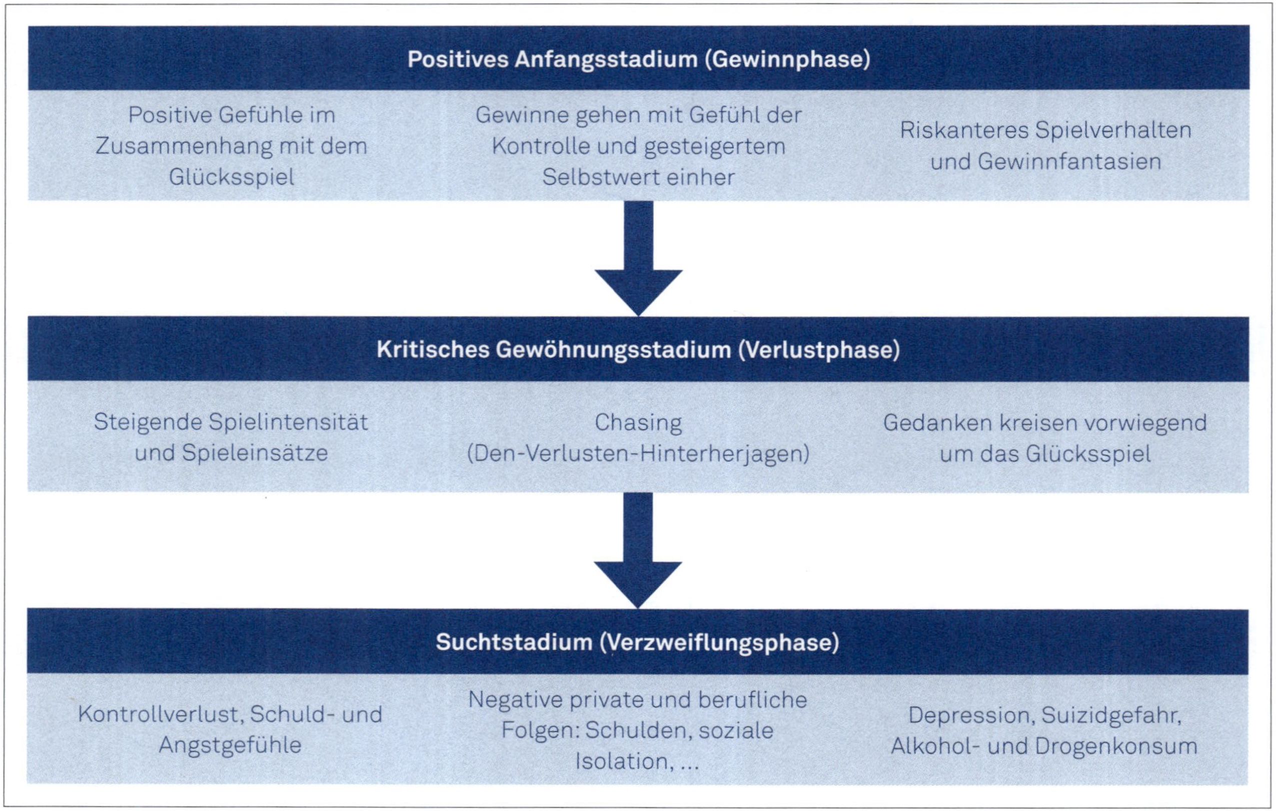

Positives Anfangsstadium (Gewinnphase)

- Positive Gefühle im Zusammenhang mit dem Glücksspiel
- Gewinne gehen mit Gefühl der Kontrolle und gesteigertem Selbstwert einher
- Riskanteres Spielverhalten und Gewinnfantasien

↓

Kritisches Gewöhnungsstadium (Verlustphase)

- Steigende Spielintensität und Spieleinsätze
- Chasing (Den-Verlusten-Hinterherjagen)
- Gedanken kreisen vorwiegend um das Glücksspiel

↓

Suchtstadium (Verzweiflungsphase)

- Kontrollverlust, Schuld- und Angstgefühle
- Negative private und berufliche Folgen: Schulden, soziale Isolation, …
- Depression, Suizidgefahr, Alkohol- und Drogenkonsum

Abbildung 3: Phasen der Glücksspielsucht nach Meyer und Bachmann (2017)

oder der Konsum von Alkohol oder Drogen auf. Betroffene spielen nicht mehr, um Gewinne zu erzielen oder Verluste auszugleichen, sondern um angenehme Gefühle, wie Entspannung oder Euphorie zu erreichen. Dadurch entsteht ein Sucht-Teufelskreis der mangelhaften Regulation von Gefühlen oder Stress.

2.4 Abhängigkeitsentwicklung

2.4.1 Klassische Konditionierung

Das Reiz-Reaktions-Lernen, auch klassische Konditionierung genannt, ist eine mögliche Erklärung für die Abhängigkeitsentwicklung beim Glücksspiel. Als Reaktionen werden hierbei zum einen positive Gefühle während des Spielens, wie Euphorie und Nervenkitzel aber auch Spannungsreduktion und das Verschwinden unangenehmer Gefühle verstanden. Beim Glücksspiel sind die Spielenden immer wieder mit bestimmten glücksspielbezogenen Reizen, wie den Geräuschen oder dem Blinken des Spielautomaten konfrontiert. Bei wiederholtem Spielen werden diese Reize mit den oben genannten Reaktionen in Verbindung gebracht. Auf diese Weise werden die Geräusche oder Lichter zu sogenannten Auslösereizen der positiven Reaktionen.

Fallbeispiel: Thomas (Forts.)

Thomas: „Es gibt ein Spiel, „Jokers Cap", da klingelt die Mütze. Wenn ich das höre, ist bei mir alles schon vorbei. Dann kommt der Geruch noch dazu und dann bist du in deiner eigenen kleinen Welt. Du hast keine Probleme, du hast keine Sorgen, du hast keine Schulden, du hast keine Familienprobleme, du hast keinen Streit mit deiner Freundin. Du hast wirklich nur dich, dein Geld und den Automaten."

Die relevanten Reize können von Person zu Person unterschiedlich sein und variieren auch je nach bevorzugter Glücksspielart. Das gemeinsame Auftreten von glücksspielbezogenen Reizen und positiven Reaktionen führt dazu, dass die Spielenden nach einiger Zeit ein starkes Spielverlangen haben, wenn sie mit den Auslösereizen konfrontiert sind. Folglich kann auch den visuellen (Lichter, Reklame, Anblick) und auditiven (Geräusche) Merkmalen, selbst

Gerüchen und der Räumlichkeit des Glücksspiels eine suchtfördernde Wirkung zugeschrieben werden.

2.4.2 Operante Konditionierung

Ein weiterer möglicher Erklärungsansatz ist die operante Konditionierung. Bei dieser Lernform geht man davon aus, dass ein bestimmtes Verhalten eher auftritt, wenn es mit angenehmen Konsequenzen verbunden ist. Die zugrunde liegenden Prozesse sind positive und negative Verstärkung. Von positiver Verstärkung spricht man, wenn etwas angenehme Konsequenzen hat. Im Glücksspielkontext ist das beispielsweise ein Geldgewinn. Negative Verstärkung bedeutet den Wegfall von etwas Unangenehmen. Wenn Stress und Anspannung durch Glücksspiel reduziert werden, fällt dies also unter negative Verstärkung. Wenn die Verstärkung intermittierend, also unregelmäßig aber direkt nach dem Verhalten erfolgt, ist die Wahrscheinlichkeit für eine Abhängigkeitsentwicklung besonders groß. Dies ist beim Glücksspiel der Fall, da die Spielenden nicht nach jedem Spiel Geld gewinnen. Wenn sie gewinnen, erfahren sie dies aber direkt nach dem Spiel.

2.5 Suchtgedächtnis und Toleranzentwicklung

Aufgrund der Lernerfahrung schenken Betroffene glücksspielbezogenen Reizen mehr Aufmerksamkeit und verarbeiten diese intensiver. Das sieht man zum Beispiel daran, dass bestimmte Hirnregionen bei Glücksspielsüchtigen aktiver sind, als bei anderen Menschen, wenn man sie mit glücksspielbezogenen Reizen konfrontiert. Diese veränderte Aktivierung wurde auch bei substanzbezogenen Süchten, wie Alkoholabhängigkeit, beobachtet. Verschiedene Botenstoffe, wie Dopamin und Serotonin, spielen bei den Veränderungen im Gehirn eine wichtige Rolle und tragen zur Entwicklung des sogenannten Suchtgedächtnisses bei. Das funktioniert folgendermaßen: Beim Glücksspiel wird im Gehirn Dopamin (auch Glückshormon genannt) ausgeschüttet, was angenehme Gefühle auslöst. Man spricht vom dopaminergen, also mit Dopamin funktionierenden, Belohnungssystem. Wenn die Betroffenen immer mehr spielen, wird dieses Belohnungssystem sensibler und zukünftig durch glücksspielbezogene Reize übermäßig angeregt, während andere Reize, die früher als angenehm wahrgenommen wurden, nicht mehr genug Dopamin freisetzen. Es müssen nun also explizit glücksspielbezogene Reize aufgesucht werden, um einen positiven Gefühlszustand zu erreichen. Diese veränderte Verarbeitung im Gehirn und die damit einhergehende Überempfindlichkeit gegenüber den glücksspielbezogenen Reizen wird als Suchtgedächtnis bezeichnet. Dieses „Gedächtnis" ist der Grund dafür, dass bestimmte Situationen, wie das Vorbeifahren an einem Casino oder das Geräusch eines Spielautomaten, auch nach jahrelanger Abstinenz noch ein starkes Spielverlangen („Craving") auslösen können.

Neben der Entstehung eines Suchtgedächtnisses ist auch die Toleranzentwicklung ein wichtiger Mechanismus in der Aufrechterhaltung des pathologischen Glücksspiels. Unter Toleranz versteht man, dass das Gehirn in seiner Reaktion auf die glücksspielbezogenen Reize unempfindlicher wird. Das bedeutet, dass die anfängliche Häufigkeit und Intensität des Glücksspiels mit der Zeit nicht mehr ausreichen, um eine zufriedenstellende Reaktion im Gehirn und auf Gefühlsebene auszulösen. Folglich müssen sowohl Intensität als auch Häufigkeit des Spielens immer weiter erhöht werden.

Merke

Aus biologischer Sicht passiert bei der Entstehung einer Glücksspielsucht also folgendes: Das Gehirn reagiert einerseits nur noch auf glücksspielbezogene Reize mit angenehmen Gefühlen und nicht mehr auf andere, früher als positiv erlebte, Situationen (z.B. Zeit mit der Familie). Andererseits stumpft das Gehirn gegenüber dem Glücksspiel ab, sodass immer mehr gespielt werden muss, um die angenehmen Effekte wahrzunehmen. Auf diese Weise wird das Glücksspiel im Lebensalltag der Betroffenen immer wichtiger, während andere Bereiche zunehmend in den Hintergrund rücken.

3 Was kann man gegen die Glücksspielsucht tun?

3.1 Selbsthilfe

Sich selbst einzugestehen, dass man ein Problem mit der Nutzung von Glücksspielen hat und etwas ändern möchte, ist bereits der erste wichtige Schritt auf dem Weg der Besserung. Nun gibt es verschiedene weitere Maßnahmen, die Sie allein oder mit Unterstützung ergreifen können, um Ihr Verhalten zu verändern und Ihre psychische Belastung zu verringern.

Meistens tut es gut, sich einer nahestehenden Person anzuvertrauen oder gegenüber seinen Angehörigen, die womöglich schon Bescheid wissen oder etwas vermuten, offen zu legen, was los ist. Indem Sie gegenüber einer anderen Person aussprechen, dass Sie ein Problem haben und dass Sie Hilfe brauchen, wird das Thema greifbarer und realer. Sie müssen Ihre Sorgen und Schwierigkeiten nun nicht mehr vor Ihren Angehörigen geheim halten, sondern können bei Bedarf Unterstützung erhalten. Darüber hinaus kann Ihre Offenheit auch dazu beitragen, dass es zu weniger Konflikten mit der Partnerin bzw. dem Partner oder innerhalb der Familie kommt, da nun klar ist, dass Sie etwas ändern möchten.

Fallbeispiel: Ralf

Ralf, 54 Jahre alt, beschreibt Folgendes: „Ich bin stolz auf mich, dass ich nicht versucht habe, mich rauszureden, sondern gesagt hab, „Schatz ich habe ein Problem.“. Wir haben uns danach dann unterhalten und meine Frau fand das auch sehr gut, sie war überrascht.“

Effektive Schritte, die Sie allein oder gemeinsam mit einer vertrauten Person gehen können, um Ihr Glücksspiel zu reduzieren und die finanzielle Situation nicht weiter zu belasten, sind die sogenannte Selbstsperre und die Beschränkung des eigenen Zugangs zu Geld. Eine Selbstsperre bedeutet, dass Sie bei den Spielbetreibern als gesperrt gelten und dort künftig nicht mehr spielen dürfen. Den Antrag auf Selbstsperre können Sie beim Regierungspräsidium beantragen oder auch direkt bei einem Glücksspielbetreiber. Darüber hinaus können Sie beispielsweise Ihre Kreditkarte(n) und Online-Bezahlmöglichkeiten deaktivieren und Ihre Bankkontenverwaltung an Angehörige abgeben. Diese können Ihnen dann jeweils für einen bestimmten Zeitraum einen festen Betrag in bar auszahlen, den Sie für Ihren Alltag benötigen (wie ein Taschengeld). Weitere Informationen zu diesen beiden Themen finden Sie auch im Kapitel 3.7.

Für die Kommunikation mit Ihren Angehörigen ist es wichtig, offen und ehrlich zu sein und Ihre Probleme nicht kleinzureden. Vielleicht fällt es Ihnen schwer, um Hilfe zu bitten oder Sie wissen nicht genau, wie Sie etwas ansprechen sollen. Der direkte Weg ist hier meist am zielführendsten. Zum Beispiel können Sie sagen: „Du weißt ja, dass ich Probleme mit dem Glücksspiel habe und dafür schon sehr viel Geld ausgegeben habe. Ich möchte das gerne ändern und dich dabei um Unterstützung bitten. Kannst du dir vorstellen, mein Bankkonto zu verwalten und mir regelmäßig eine Art Taschengeld auszuzahlen? Das kommt dir vielleicht komisch vor. Mir würde es allerdings sehr dabei helfen, weniger zu spielen und weniger Geld zu verlieren."

Darüber hinaus kann es hilfreich sein, einer Selbsthilfegruppe vor Ort beizutreten oder sich online mit anderen Betroffenen zu vernetzen und auszutauschen. Falls es keine glücksspielspezifische Gruppe gibt, kann ggf. auch der Austausch mit Betroffenen anderer Suchterkrankungen bereichernd sein. Es geht vor allem darum, zu erkennen, dass Sie mit Ihren Problemen nicht allein sind und dass es anderen Menschen ähnlich geht. Dadurch können negative Gefühle wie Schuld und Scham, unter denen Betroffene häufig leiden, abgebaut und die psychische Belastung etwas verringert werden. Ein bekannter Selbsthilfeverband sind die Anonymen Spieler („Gamblers Anonymous"), die in mehreren deutschen Städten vertreten sind. Häufig gibt es aber auch bei Trägern wie Caritas und Diakonie oder bei Beratungsstellen die Möglichkeit, an Selbsthilfegruppen teilzunehmen.

Im Sinne einer Selbstbeobachtung besteht die Möglichkeit, regelmäßig ein Tagesprotokoll zu führen. So lernen Sie sich und die Situationen, in denen Sie üblicherweise spielen, besser kennen und können möglicherweise erste Auslöser identifizieren, die mit dem Glücksspiel in Verbindung stehen und Thema einer Behandlung werden könnten.

Die Vorlage eines Tagesprotokolls finden Sie in Arbeitsblatt 2 (vgl. Seite 61 im Anhang). Am besten funktioniert das Tagesprotokoll, wenn Sie es tagsüber bei sich tragen und kontinuierlich eintragen, wo Sie gerade sind, was Sie machen und wie Sie sich fühlen. Um Ihr eigenes Verhalten zu dokumentieren, können Sie sich an den W-Fragen orientieren (Wann? Wo? Was? Wie lange? Warum?) und die Antworten in eine Tabelle eintragen, sobald Sie ein Glücksspiel gespielt haben (vgl. Abbildung 4).

Abbildung 4 zeigt anhand einiger Beispiele das Ausfüllen eines Tagesprotokolls (vgl. Arbeitsblatt 2).

Wann Uhrzeit, um die gespielt wurde	**Wo?** Ort, an dem gespielt wurde	**Wie lange?** Zeit, die mit dem Glücksspiel verbracht wurde	**Was?** Art des Glücksspiels	**Warum?** Auslöser, erlebte Gefühle	**Wie viel?** Höhe des eingesetzten Geldbetrags
07:15 Uhr	Online, Bus zur Arbeit	15 Minuten	Oddset (Sportwette)	Langeweile	45 Euro
12:30 Uhr	Spielothek	1 Stunde	Glücksspielautomat	Stress auf der Arbeit	25 Euro
17:30 Uhr	Spielothek, Heimweg	3 Stunden	Glücksspielautomat	Stress auf der Arbeit	120 Euro

Abbildung 4: Auszug aus dem Arbeitsblatt 2 mit Beispielen

Um den eigenen Wunsch nach Veränderung zu festigen und sich selbst klare Ziele setzen zu können, ist es wichtig, sich der Vor- und Nachteile des aktuellen Zustands und der Veränderung bewusst zu werden. Dazu kann ein 4-Felder-Schema genutzt werden (vgl. Abbildung 5).

Im 4-Felder-Schema auf dem Arbeitsblatt 3 (vgl. Seite 62 im Anhang) können Sie festhalten, welche Vor- und Nachteile das Glücksspiel (aktueller Zustand) für Sie hat und welche Vor- und Nachteile es hätte, mit dem Glücksspiel aufzuhören (Veränderung).

	Weiterhin Glücksspiele spielen	Mit dem Glücksspielen aufhören
Vorteile	❶ Gutes Gefühl Sorgen vergessen	❸ Stolz auf mich selbst sein Meine Frau ist stolz auf mich Schulden abbezahlen können Mehr Zeit mit der Familie
Nachteile	❷ Streit mit meiner Frau Viel Geld verlieren Probleme auf der Arbeit Schuldgefühle	❹ Neue Form des Stressabbaus suchen

Abbildung 5: Ausgefüllten Arbeitsblatt 3 – Auszug

Um alternative Beschäftigungen zum Glücksspiel zu finden, können Sie überlegen, was Sie früher gerne in Ihrer Freizeit gemacht haben und alte Hobbys wieder aufnehmen, mehr Zeit mit Freunden und Familie verbringen oder auch mal eine neue Freizeitbeschäftigung ausprobieren.

Wichtig ist außerdem, dass Sie sich bewusstmachen, dass beim Glücksspiel nicht Ihre Fähigkeiten oder Ihre Aufmerksamkeit über Gewinnen oder Verlieren entscheiden, sondern dass dies rein zufällig geschieht. Es ist ein Mythos, dass man mit Glücksspielen Geld verdienen kann. Das System basiert darauf, dass die Spielenden verlieren. Auf diese Weise finanzieren sich die Anbieter von Spielautomaten und Spielhallen.

Merke

Beim Glücksspiel verdienen nur die Spieleanbieter, niemals die Spielenden!

Fallbeispiel: Thomas (Forts.)

Thomas: „Es fehlt nur eine Sonne für einen 800 Euro-Gewinn. Die Logik sagt „das ist Zufallsprinzip" aber man bildet sich nachher Sachen ein. Man legt sein Handy aufs Display, weil man denkt, man kann das Gerät damit beeinflussen. Mit einer bestimmten Tastenkombination kriegt man irgendwas gedreht. Man denkt „da gibt es Tipps und Tricks". Wenn man da drin ist, verliert man den Überblick. Sobald man draußen ist, ist das kein Problem mehr, dann ist die Logik wieder da. Aber wenn man drinnen ist, hast du diesen Käseglocken-Effekt, wo dich niemand von außen angreifen kann und du dir solche Sachen einbildest. Ich glaube, jeder Spieler kennt das, dass man bei „Book of Ra" das Buch zuhält, weil man hofft, dass das beste Symbol kommt, und das ist völliger Schwachsinn. Es spielt gar keine Rolle, ob man die Hand gegen den Bildschirm hält oder nicht. Aber es ist dieses Wunschgefühl nach dem Gewinn."

Auch wenn es einige Strategien gibt, die Sie im Rahmen der Selbsthilfe anwenden können, ist dies häufig nicht ausreichend. Das Glücksspielverhalten ist zu einer Gewohnheit, einer Sucht, geworden, aus der man ohne professionelle Unterstützung meist kaum herausfindet. Bis zum Beginn einer Therapie oder Beratung können die beschriebenen Strategien aber sinnvoll zur Überbrückung eingesetzt werden und auch danach ergänzend beibehalten werden.

3.2 Was Angehörige tun können

Wenn eine Person glücksspielsüchtig ist, ist das für deren Angehörige nicht leicht: Ständige Konflikte, finanzielle Sorgen und dabei zusehen müssen, wie sehr die nahestehende Person unter der Glücksspielsucht leidet – das kann alles sehr belastend sein. Gleichzeitig können und wollen Angehörige oftmals eine Stütze für die Betroffenen sein. Daher möchten wir an dieser Stelle darauf eingehen, was Angehörige im Umgang mit der glücksspielsüchtigen Person auch für sich selbst tun können und was sie besser vermeiden sollten.

Zuerst einmal ist es wichtig, dass Angehörige sich über das Thema Glücksspielsucht informieren, z.B. indem sie in Ratgebern (wie diesem) und auf Infoseiten im Internet recherchieren oder indem sie die kostenfreien, anonymen und schnellen Gesprächsangebote von professionellen Suchtberatungsstellen (telefonisch oder vor Ort) in Anspruch nehmen.

Wenn Angehörige den Eindruck haben, dass eine nahestehende Person ein problematisches Glücksspielverhalten zeigt oder es deswegen sogar schon zu Konflikten kam, sollten sie ein ruhiges Gespräch mit der betroffenen Person suchen und offen ansprechen, weshalb sie sich Sorgen machen. Angehörige sollten dabei *niemals* versuchen, die Rolle einer Therapeutin oder eines Therapeuten einzunehmen, da ihnen hierfür einerseits das nötige Fachwissen fehlt und dies andererseits ihre Beziehung zur glücksspielsüchtigen Person belasten kann. Im Vordergrund des Gesprächs sollte vielmehr stehen, dass die Angehörigen für die Betroffene oder den Betroffenen da sein wollen, aber auch eigene Sorgen haben. Angehörige sollten offen mit der Situation umgehen und die entstandenen Probleme nicht schönreden. Gleichzeitig sollten sie ihrem Gegenüber aber auch zeigen, dass Sie ihm nicht die Schuld an der Situation geben und verstehen, dass die Glücksspielsucht eine Erkrankung ist, die behandelt werden muss. In diesem Zuge können Angehörige auf Hilfsangebote hinweisen, versuchen die glücksspielsüchtige Person zur Teilnahme zu motivieren und anbieten, sie dorthin zu begleiten, ohne jedoch die Verantwortung für das Verhalten und die Entscheidungen der betroffenen Person zu übernehmen. Sollte sich die oder der Betroffene für eine Therapie entscheiden, so ist es wichtig, dass Angehörige, die im Verlauf der Therapie gemachten Fortschritte anerkennen und die betroffene Person loben. In der Regel können die Angehörigen dabei einmal zu Beginn und zum Ende der ambulanten Behandlung an einer Sitzung teilnehmen. Dies dient der Aufklärung der Angehörigen über die Erkrankung der Betroffenen und soll entstigmatisierend und entlastend wirken. So wird z.B. explizit thematisiert, dass die Erkrankung nicht Schuld der Betroffenen ist und das Glücksspiel von diesen nicht aus böser Absicht gespielt wird.

Auch wenn durch das Glücksspiel große Schäden entstanden sind und Angehörige wütend und aufgebracht sind, sollten sie den Betroffenen niemals die Schuld an der Erkrankung geben und sie nicht für ihr Verhalten verurteilen. Dies kann sehr schwierig sein, aber ist besonders wichtig, da andernfalls Schuld- und Schamgefühle seitens der Betroffenen verstärkt werden, was gegebenenfalls dazu führen kann, dass diese sich wieder zurückziehen, lügen oder verheimlichen. Bei familiären oder partnerschaftlichen Konflikten kann es deshalb sinnvoll sein, eine Familien- oder Paarberatung in Anspruch zu nehmen. Häufig sind gerade Kinder glücksspielsüchtiger Eltern leidtragend und suchen die Schuld für die familiären Probleme bei sich. In diesem Fall ist es wichtig, mit den Kindern offen, aber sensibel über die Glücksspielproblematik zu sprechen.

Da Glücksspielsüchtigen der verantwortungsvolle Umgang mit Geld schwerfällt, sollten Angehörige den Betroffenen niemals Geld leihen oder etwaige Schulden bezahlen. Dieses Geld nutzen betroffene Personen meist zum weiteren Spielen statt zum Ausgleich ihrer Schulden. Um ihre eigenen Finanzen zu schützen, können Angehörige der betroffenen Person die Kontovollmachten entziehen oder ihre Ersparnisse auf einem separaten Konto sichern, auf das die betroffene Person keinen Zugriff hat. Es ist außerdem ratsam, Sparbücher oder die Ersparnisse der eigenen Kinder in Sicherheit zu bringen, indem sie beispielsweise bei Verwandten aufbewahrt werden. Darüber hinaus kann mit der oder dem Betroffenen vereinbart werden, dass regelmäßige Geldeingänge, wie etwa Gehalt oder Rente auf ein Konto eingehen, auf das nur die Angehörigen Zugriff haben. Um die täglichen, nicht glücksspielbezogenen Ausgaben der betroffenen Person zu decken, wird dann ein entsprechendes Budget vereinbart und ausgezahlt.

Eine kostenlose, anonyme und unverbindliche Beratung zum Thema Schulden und Insolvenz erhalten Angehörige in Schuldnerberatungsstellen. Die Mitarbeitenden können sich in Absprache auch mit den Gläubigern der glücksspielsüchtigen Person in Verbindung setzen und z. B. Ratenzahlungen vereinbaren. Angehörige haben außerdem die Möglichkeit eine Fremdsperre für die betroffene Person (z. B. im Internet) zu beantragen. Hierfür müssen relevante Dokumente, wie beispielsweise Kontoauszüge vorgelegt werden. Die betroffene Person muss zu dem entsprechenden Antrag Stellung nehmen. Anschließend wird entschieden, ob die oder der Betroffene von Glücksspielen ausgeschlossen wird.

Da die glücksspielbezogenen Probleme zunehmend den Alltag bestimmen, ist es wichtig, dass Angehörige auch auf ihr eigenes Wohlbefinden und ihre Bedürfnisse achten. Es ist vollkommen in Ordnung, wenn sie sich dazu auch einmal zurückziehen und sich Zeit für Dinge nehmen, die ihnen Freude bereiten. Denn nur, wenn die Angehörigen selbst genug Kraft haben, können sie die betroffene Person ausreichend unterstützen. Das Pflegen eigener Kontakte sowie offene Gespräche mit Freunden und Bekannten können besonders haltgebend sein.

Der Besuch einer Selbsthilfegruppe für Angehörige von glücksspielsüchtigen Personen bietet die Möglichkeit, mit Personen zu sprechen, die sich in einer ähnlichen Situation befinden. Angehörige können auf diesem Weg Unterstützung erhalten, ihre Erfahrungen austauschen und feststellen, dass sie in dieser Situation keineswegs allein sind.

Die finanziellen Sorgen und ständigen Konflikte können dazu führen, dass auch Angehörige körperliche oder psychische Beschwerden (z.B. Schlafprobleme) entwickeln. Es ist wichtig, diese ernst zu nehmen und sich bei Bedarf Hilfe zu suchen. Eine erste Anlaufstelle dafür können Hausärztinnen und Hausärzte sein. Allem voran sollten sich Angehörige auf keinen Fall selbst die Schuld an der Glücksspielsucht der betroffenen Person geben. Sie sollten sich immer wieder vor Augen führen, dass Betroffene jede Entscheidung, erneut zu spielen, selbst treffen und auch zu verantworten haben.

3.3 Anlaufstellen und Behandlungsmöglichkeiten für Betroffene

Betroffene von Glücksspielsucht wie auch Angehörige können sich an verschiedene Fachstellen wenden, um Hilfe zu erhalten. Es existieren unter anderem verschiedene telefonische Beratungsangebote, bei denen man anonym und unverbindlich über die Problematik sprechen kann. Einige dieser Anlaufstellen sowie hilfreiche Webseiten sind im Anhang (vgl. Seite 54) aufgelistet.

Für Betroffene, die Behandlungsbedarf bei sich sehen, gibt es verschiedene Möglichkeiten. Eine davon stellt die ambulante psychotherapeutische Behandlung dar, die durch niedergelassene Psychotherapeutinnen und Psychotherapeuten oder in klinischen Einrichtungen angeboten wird. Ambulant bedeutet, dass die Betroffenen nach jeder Therapiesitzung wieder in ihr gewohntes Umfeld zurückkehren. Im Gegensatz dazu steht die stationäre psychotherapeutische Behandlung, bei der die Betroffenen für eine begrenzte Zeit in einer psychiatrischen oder psychosomatischen Klinik aufgenommen werden und ihr gewohntes Umfeld verlassen.

Eine ambulante Behandlung ist dann sinnvoll, wenn die Glücksspielsucht nur leicht oder mittelgradig schwer ausgeprägt ist und die betroffene Person signalisiert, dass sie motiviert ist, ihr Verhalten zu verändern. Darüber hinaus sollte die glücksspielsüchtige Person weiterhin in ihrem sozialen Umfeld eingebunden und berufstätig sein sowie dazu in der Lage sein, in vereinbarten Phasen abstinent zu bleiben. Gegen eine ambulante Therapie spricht das Vorliegen schwerer komorbider, also gleichzeitig auftretender, psychischer Erkrankungen wie beispielsweise einer Substanzabhängigkeit oder mittelgradiger bis schwerer Depressionen.

Bei stark ausgeprägter Glücksspielsucht und/oder komorbider Erkrankung ist die stationäre Behandlung das Mittel der Wahl. Zudem ist es sinnvoll, eine stationäre Aufnahme zu erwägen, wenn eine ambulante Behandlung bisher nicht erfolgreich war bzw. nicht wirksam zu sein scheint. Dies kann z. B. der Fall sein, wenn die betroffene Person es nicht schafft, Abstinenzphasen einzuhalten oder in der ambulanten Therapie aktiv mitzuarbeiten. Auch eine geringe Motivation, das eigene Verhalten zu verändern oder eine mangelhafte Einsicht in die Glücksspielproblematik sprechen für eine stationäre Behandlung. Starke Belastungsfaktoren, wie Arbeitslosigkeit oder soziale Isolation sowie ein erhöhtes Risiko für illegale bzw. kriminelle Tätigkeiten sind ebenfalls Hinweise für die Notwendigkeit einer stationären Aufnahme.

Neben der ambulanten oder stationären Therapie gibt es auch die Möglichkeit einer teilstationären Behandlung in einer Tagesklinik. Die tagesklinische Behandlung erfolgt montags bis freitags für jeweils 8 Stunden. Da die betroffene Person die übrige Zeit im gewohnten Umfeld verbringt, bietet sich diese Therapieform insbesondere für Patienten an, bei denen eine ambulante Therapie bisher nicht hilfreich war, für die ein stationärer Aufenthalt aber aufgrund familiärer Gegebenheiten, wie der Pflege von Angehörigen oder dem Versorgen von Kindern nicht möglich ist. Der Besuch einer Tagesklinik kann auch im Anschluss an einen stationären Aufenthalt stattfinden, um die Wiedereingliederung in den Alltag zu unterstützen.

Neben der psychotherapeutischen Behandlung im ambulanten, teilstationären oder stationären Kontext existieren inzwischen auch immer mehr niederschwellige Angebote, wie beispielsweise offene Gruppen und App- oder internetgestützte Programme. Diese können einen unkomplizierten und einfachen Einstieg in das Hilfesystem ermöglichen oder als Überbrückung der Zeit bis zum Beginn einer konventionellen psychotherapeutischen Behandlung genutzt werden.

3.4 Inhalte und Ziele der Behandlung

Sowohl im ambulanten als auch im (teil-)stationären Umfeld erfolgt die Behandlung in der Regel als Kombination aus Einzel- und Gruppentherapien, die auf den Prinzipien der Kognitiven Verhaltenstherapie basieren. Die kognitive Verhaltenstherapie (KVT) stellt einen Ansatz der psychologischen Psychotherapie dar, bei dem die Veränderung von Verhaltensweisen und Gedankenmustern zentral ist. Die KVT ist nachweislich eine wirksame Methode zur Behandlung von Glücksspielsucht.

Zu Beginn einer Behandlung steht sowohl im ambulanten als auch im (teil-) stationären Umfeld die Psychoedukation, also die Aufklärung über das Krankheitsbild der Glücksspielsucht, im Vordergrund. Durch den Austausch mit anderen im Rahmen einer Gruppentherapie sowie durch das neu erworbene Wissen über das Störungsbild der Glücksspielsucht können Betroffene ein tieferes Verständnis für ihre persönliche Krankheitsgeschichte entwickeln. Außerdem werden Scham- und Schuldgefühle verringert, indem die Betroffenen erleben, dass sie mit ihrem Problemverhalten nicht allein sind.

Fallbeispiel: Ralf (Forts.)

Ralf äußert sich folgendermaßen: „Wenn ich zocken gehe und ich weiß, nächste Woche ist Gruppe und dann muss ich ja ‚beichten' und dann bekomm ich was zu hören und dann denk ich mir ‚oh oh, willst du das?'. Die Gruppe gibt mir einen gewissen Halt."

Fallbeispiel: Dieter

Dieter, 61 Jahre alt, beschreibt es so: „Ich hatte am Wochenende eine kritische Situation, habe es aber geschafft, nicht zu spielen. Das Feedback der Gruppe dazu war ein schönes Gefühl."

Neben der Psychoedukation geht es am Anfang der Therapie auch um die Biografie des Betroffenen, seine akute Symptomatik und Lebensumstände. So können wichtige Bereiche identifiziert werden, die als Ressource (z. B. soziale Unterstützung) dienen oder potenzielle Defizite bzw. Risikofaktoren darstellen (z. B. Arbeitslosigkeit). In diesem Zuge wird auch das Thema der Veränderungsmotivation relevant, da einige glücksspielsüchtige Personen gegenüber einer Änderung ihres Verhaltens trotz gegenwärtiger Probleme (z. B. Schulden, Konflikte) ambivalent eingestellt sind. Um die Veränderungsmotivation aufzubauen und zu steigern, kommen neben der KVT auch motivationale Techniken zum Einsatz.

Im weiteren Therapieverlauf werden spezifische Glücksspielsituationen im Rahmen der sogenannten Verhaltensanalyse betrachtet, um Auslösereize zu erkennen und alternative Handlungsstrategien für solche Situationen zu erarbeiten. Außerdem ist es wichtig, dass Betroffene lernen, die unangenehme Anspannung auszuhalten, die entsteht, wenn sie dem Spielverlangen in typischen Auslösesituationen nicht nachgeben. Eine wirksame Möglichkeit hierfür stellt die sogenannte Reizexposition mit Reaktionsverhinderung dar. Sie kann sowohl im Einzelsetting mit der Therapeutin bzw. dem Therapeuten als auch im Rahmen einer Gruppentherapie unter therapeutischer Anleitung durchgeführt werden. Hierbei ist zu betonen, dass ausdrücklich empfohlen wird, eine Exposition nur in therapeutischer Begleitung und unter professioneller Anleitung durchzuführen.

Voraussetzung für eine erfolgreiche Durchführung der Exposition ist, dass die Person seit mindestens acht Wochen abstinent ist und den Ablauf ausführlich mit der Therapeutin bzw. dem Therapeuten besprochen und vorbereitet hat. Bei der Exposition wird die Person mit einer glücksspielrelevanten Situation konfrontiert, z. B. durch das gemeinsame Aufsuchen einer Spielhalle. Dadurch erlebt die Person Spielverlangen („Craving"), dem sie im Sinne der Reaktionsverhinderung aber *nicht* nachgeben darf. Üblicherweise ist das Spielverlangen und somit die Wahrscheinlichkeit, dass die betroffene Person diesem nachgeben will, zu Beginn sehr hoch. Deshalb ist die therapeutische Unterstützung an dieser Stelle äußerst wichtig. Aufgabe der betroffenen Person ist es nun, die Situation auf einer Skala von 0 (= kein Verlangen) bis 10 (= maximales Verlangen) zu bewerten. Unter Anleitung der Therapeutin bzw. des Therapeuten soll die Person nun zum einen die glücksspielbezogenen Reize, wie Geräusche, Gerüche oder der Anblick eines Spielautomaten ganz bewusst wahrnehmen. Zum anderen soll sie ihre körperlichen und psychischen Reaktionen (z.B. Schwitzen, Zittern) beobachten und in Worte fassen. Dadurch soll das Verlangen langsam zurückgehen und verhindert werden, dass die Person tatsächlich Glücksspiel betreibt. Erst wenn das Spielverlangen nachlässt, wird die Situation gemeinsam mit der Therapeutin bzw. dem Therapeuten verlassen. Durch die wiederholte Exposition mit Reaktionsverhinderung lernen die Spielenden die unangenehme Anspannung auszuhalten, die entsteht, wenn sie dem Spielverlangen nicht nachgeben. Außerdem entwickeln sie für gewöhnlich ein Gefühl der Kontrollierbarkeit und die Überzeugung, dem Verlangen nach Glücksspiel widerstehen zu können. Neben der Exposition in vivo, also der tatsächlichen Konfrontation mit glücksspielbezogenen Reizen und Situationen, kann die Exposition auch in sensu, also in der Vorstellung, gedanklich, durchgeführt werden. Dabei soll sich die Person explizite glücksspielbezogene Situationen vorstellen und detailliert ausmalen.

Merke

In der Verhaltenstherapie geht man gemäß der klassischen bzw. operanten Konditionierung davon aus, dass krankhaftes Verhalten erlernt wird. Das bedeutet aber auch, dass dieses von den Betroffenen gleichermaßen wieder verlernt werden kann. Dies trifft auch auf die Behandlung der Glücksspielsucht zu. Mithilfe der Therapie und entsprechenden Behandlungselementen, wie z.B. der Exposition mit Reaktionsverhinderung, können Betroffene das Glücksspielverhalten wieder verlernen.

Im Rahmen der Analyse persönlicher Auslösereize können außerdem Themen wie Stressbewältigung, Emotionsregulation, Aufbau von Selbstwert oder soziale Fertigkeiten relevant werden, da diese häufig im Hintergrund der Glücksspielsucht als auslösende und aufrechterhaltende Faktoren wirken. Beispielsweise kann es sein, dass eine betroffene Person immer dann Glücksspiele nutzt, wenn sie gestresst ist, da sie keine anderen Strategien zum Umgang mit Stress kennt. Durch die vermehrte Glücksspielnutzung erlebt die Person gegebenenfalls noch mehr Stress (z. B. durch Konflikte in der Familie), was dazu führt, dass sie noch mehr spielt usw. Es kann schlimmstenfalls ein Teufelskreis entstehen. Um diese zugrunde liegenden Themen zu bearbeiten, können spezifische Interventionen eingesetzt werden, wie beispielsweise eine Problemlösetraining. Darüber hinaus werden den Betroffenen sogenannte Emotionsregulationsstrategien vermittelt, also Techniken für den Umgang mit heftigen, plötzlichen Gefühlen. Diese können als Alternativen für das Glücksspiel betrachtet werden und unter anderem dann angewendet werden, wenn Betroffene aufgrund einer negativen Stimmungslage eigentlich das Glücksspiel nutzen würden, um sich besser zu fühlen. Ähnlich wird das Thema Stressbewältigung im Rahmen der Behandlung thematisiert: Auch hier lernen Betroffene alternative Möglichkeiten, in stressigen Situationen zu handeln, um langfristig das Glücksspiel als Stressabbau durch andere Verhaltensweisen zu ersetzen.

Zentrales Ziel der Psychotherapie ist es, dass die Betroffenen abstinent werden und bleiben.

> **Fallbeispiel: Ralf (Forts.)**
>
> Ralf: „Wenn ich spielfrei bin, werde ich stärker, das merke ich. Ich wachse wirklich jeden Tag. Ich gehe dann auch Probleme eher an. Während meiner Spielzeit schiebe ich sie weg. Sobald ich abstinent bin, sind die Probleme da, klar, aber der Unterschied ist, ich geh sie an. Ich fühl mich stärker und ich kann wirklich zugucken, wie die Stärke jeden Tag wächst."

Um dies zu erreichen, ist es wichtig, dass die Spielenden die Kontrolle über ihr eigenes Handeln sowie das Vertrauen in sich und ihre Fähigkeiten zurückgewinnen. Hierfür sind die bereits beschriebenen Bereiche der Psychoedukation (Wissen über die Glücksspielsucht) und Verhaltensanalyse (individuelle Auslösereize, alternative Handlungsstrategien) sowie eine hinreichende Veränderungsmotivation notwendig. Darüber hinaus müssen dysfunktionale, also fehlerhafte und ungünstige, Gedanken über das Glücksspiel erarbeitet und verändert bzw. der Realität angepasst werden. Wie dies im Detail funktioniert und was solche dysfunktionalen Kognitionen überhaupt sind, wird im Kapitel 3.5 beschrieben.

Neben der konventionellen psychotherapeutischen Behandlung werden vor allem im (teil-)stationären Setting auch berufsfördernde Maßnahmen oder Finanz- bzw. Schuldenberatung angeboten. Zudem gibt es die Möglichkeit, an Sport- und Bewegungstherapien, Ergotherapie oder Kreativtherapie teilzunehmen und bei Bedarf eine Paartherapie oder Angehörigenberatung in Anspruch zu nehmen.

Gegen Ende einer Therapie ist es wichtig, dass die betroffene Person dabei unterstützt wird, die erlernten Fähigkeiten in ihren Alltag zu übertragen und so die während der Behandlung erreichte Abstinenz auch langfristig aufrechtzuerhalten. Gerade bei einer Behandlung im stationären Setting kann die Rückkehr in den Alltag allerdings schwierig sein, da die Person mit ihrer Entlassung einen geschützten Rahmen fern von Glücksspiel und alltäglichen Schwierigkeiten verlässt. Aus diesem Grund wird empfohlen, im Anschluss an die stationäre Behandlung eine ambulante Nachsorge in Anspruch zu nehmen. Falls es bei der Rückkehr in den Alltag und der Anwendung der neu erworbenen Fähigkeiten zu Problemen kommt, können weitere Strategien entwickelt und trainiert werden. Die ambulante Nachsorge umfasst in der Regel zum einen die Teilnahme an einer offenen Gruppe, um mit anderen Betroffenen im Austausch zu bleiben. Zum anderen können Einzelsitzungen bedarfsweise und ergänzend wahrgenommen werden, um individuelle Themen zu behandeln.

3.5 Abbau dysfunktionaler Kognitionen

Unter dysfunktionalen Kognitionen versteht man fehlerhafte Gedanken und Annahmen in Bezug auf das Glücksspiel. Dazu zählen beispielsweise unrealistische Gewinnerwartungen oder die Annahme, dass nur Glücksspielen zum Erleben angenehmer Gefühle führen kann. Forschungsergebnisse zeigen, dass dysfunktionale Kognitionen eine wichtige Rolle bei der Entstehung und Aufrechterhaltung der Glücksspielsucht spielen. Aus diesem Grund ist es für eine Behandlung mit dem Ziel der Abstinenz notwendig, solche dysfunktionalen Überzeugungen zu erkennen, zu verstehen und schließlich zu verändern.

Dysfunktionale glücksspielbezogene Kognitionen beziehen sich in der Regel auf die eigenen Fähigkeiten und deren Einfluss auf die Gewinnchancen oder

Konzepte wie Glück und Pech. Beispielsweise ist es so, dass Betroffene einen Gewinn üblicherweise auf ihre eigenen Fähigkeiten und Entscheidungen zurückführen, während sie einen Verlust eher mit Pech erklären. Grund dafür ist die Annahme vieler Betroffener, dass es bestimmte Strategien gibt, die die Gewinnwahrscheinlichkeit beeinflussen. Hier spielt auch die Illusion von Kontrolle, die bereits bei den suchtfördernden Merkmalen von Glücksspielen beschrieben wurde, eine wichtige Rolle. Damit gemeint ist, dass Betroffene manchmal den Eindruck erhalten, dass ihre Fähigkeiten und ihr Wissen Einfluss auf den Ausgang des Glücksspiels haben, obwohl das Ergebnis in Wirklichkeit vom Zufall abhängig ist.

In Bezug auf die Konzepte Glück und Pech spielen auch Aberglauben, Rituale und Glücksbringer/Pechbringer eine Rolle. So kann es beispielsweise sein, dass glücksspielsüchtige Personen ihre Gewinnchancen davon abhängig machen, ob bestimmte Gegenstände oder Menschen während des Spiels anwesend sind oder nicht. Weitere dysfunktionale Annahmen beziehen sich auf selbst entwickelte „Spielregeln“, wie: „Wenn ich gerade eine Glückssträhne habe, sollte ich den Einsatz erhöhen“ oder darauf, zu wissen, wann man Glück haben wird bzw. wann das Glück zurückkehren wird. Zum Beispiel nehmen Betroffene oft an, dass auf eine längere Verlustphase mit größerer Wahrscheinlichkeit wieder ein Gewinn oder sogar ein umso größerer Gewinn folgen wird.

Darüber hinaus gibt es auch dysfunktionale Überzeugungen, die sich auf die emotionalen Auswirkungen oder die größere Bedeutung von Glücksspiel beziehen. Beispielsweise glauben manche Betroffene, dass sie nur noch durch die Teilnahme an Glücksspielen Freude erleben können.

Im Folgenden finden Sie eine Auflistung typischer dysfunktionaler Überzeugungen bezogen auf Glücksspiele. Können Sie sich in einigen davon wiederfinden?

- „Wenn ich einmal längere Zeit nicht gewonnen habe, wird es umso wahrscheinlicher, dass ein größerer Gewinn auf mich wartet.“
- „Wenn ich gerade eine Glückssträhne habe, sollte ich den Einsatz erhöhen.“
- „Manche Menschen können anderen Pech bringen.“
- „Wenn ich in der letzten Zeit verloren habe, ist es wahrscheinlicher, dass sich das Blatt wendet und mein Glück zurückkehrt.“

- „Egal um welches Spiel es geht: Es gibt Spielstrategien, die zu einem Gewinn verhelfen können."
- „Wenn ich ein Glücksspiel spiele, macht mich das richtig lebendig."
- „Wenn man noch nie die Spannung erlebt hat, die sich bei einer Wette oder einem Glücksspiel entfaltet, hat man nicht wirklich gelebt."

Denken Sie einmal an typische Glücksspielsituationen aus Ihrem Leben. Fallen Ihnen vielleicht noch andere Gedanken oder Erwartungen ein, die Sie selbst schon hatten, wenn Sie ein Glücksspiel gespielt haben, wenn Sie gewonnen oder verloren haben?

Vielleicht sind Sie unsicher, ob es sich bei manchen dieser Gedanken und Überzeugungen tatsächlich um *dysfunktionale* Kognitionen handelt. Diese Unsicherheit ist normal und wird im Rahmen einer psychotherapeutischen Behandlung geklärt. Der erste wichtige Schritt in der Psychotherapie ist es, die Gedanken zu identifizieren und sich bewusst zu machen, die üblicherweise und ganz automatisch in Hinblick auf das Glücksspiel auftreten. Danach können diese Gedanken gemeinsam mit der Therapeutin bzw. dem Therapeuten hinterfragt werden, um zu prüfen, ob es sich tatsächlich um dysfunktionale Kognitionen handelt. Auf diese Weise können fehlerhafte Annahmen und Überzeugungen korrigiert werden und neue Glaubenssätze entwickelt und eingeübt werden. Diese Schritte bezeichnet man auch als Techniken der kognitiven Umstrukturierung, die ein wichtiger Teil der kognitiven Verhaltenstherapie sind.

3.6 Rückfallprävention

Ein Rückfall bedeutet keineswegs, dass der oder die Betroffene auf ganzer Linie gescheitert ist und alle Änderungsversuche oder Behandlungen umsonst waren. Rückfälle sind Teil der Glücksspielsucht und somit keine Ausnahme. Sie sollten ernst genommen werden, jedoch sollte sich die betroffene Person keine Schuld darangeben.

Die Gründe für einen Rückfall können sehr unterschiedlich sein. So kann zum Beispiel mangelndes Selbstwirksamkeitserleben dazu führen, dass Betroffene denken, dass sie es ohnehin nie endgültig schaffen werden abstinent zu bleiben. Weiterhin können Krisensituationen oder Erschöpfung dazu führen, dass Spielende wieder in ihre alten Verhaltensmuster rutschen.

Fallbeispiel: Ralf (Forts.)

Ralf: „Bei nem Rückfall guck ich natürlich, „was ist passiert? Was könnte der Auslöser sein? Warum bist du zocken gegangen?"

Um Rückfällen vorzubeugen, ist es wichtig, persönliche Risikosituationen zu kennen und in der Therapie Strategien zur Festigung der Abstinenz zu besprechen. Risikosituationen sind Momente, in denen Betroffene in Versuchung geraten, zu spielen. Diese Situationen kennzeichnen sich durch bestimmte Merkmale aus, die in der Vergangenheit bereits mit dem Glücksspiel verknüpft wurden. Zum Beispiel kann es sein, dass eine Person immer dann spielt, wenn Sie einen besonders stressigen Arbeitstag hatte oder sich traurig fühlt. Auch Eigenschaften des Glücksspiels können ein Auslöser sein, beispielsweise blinkende Lichter oder bestimmte Geräusche, sodass bereits das Vorbeigehen an dem Ort, an dem üblicherweise gespielt wird (z.B. Spielhalle), massives Spielverlangen auslöst.

Überlegen Sie doch einmal, was Ihre persönlichen Auslösereize bzw. Risikosituationen sind. In welchen Gefühlslagen, an welchen Orten, zu welchen Tageszeiten schätzen Sie Ihr Spielverlangen am höchsten ein? Um diese Fragen zu beantworten und Ihr eigenes Verhalten zu dokumentieren, können Sie ein Tagesprotokoll (vgl. Arbeitsblatt 2 auf Seite 61) führen und danach eine Liste Ihrer individuellen Risikosituationen erstellen. Eine solche Liste könnte wie in Abbildung 6 dargestellt aussehen.

Um abstinent zu werden und zu bleiben, ist es wichtig, sich der persönlichen Gründe für die Abstinenz und gegen das Glückspiel bewusst zu sein (vgl. auch Arbeitsblatt 3 auf Seite 62). Diese Gründe sowie die persönlichen Risikosituationen und alternative Verhaltensweisen können in einer sogenannten Notfallkarte festgehalten werden. Diese Notfallkarten sollten die Betroffenen beispielsweise im Portemonnaie immer bei sich tragen, damit sie sich in risikoreichen Situationen zurückziehen können, anstatt der gewohnten Reiz-Reaktionskette (glücksspielbezogener Reiz → Spielverlangen → Glücksspielverhalten) nachzugeben. Einige mögliche Gründe für den Verzicht auf das Glücksspiel sind in Abbildung 7 aufgelistet.

Sollte es dennoch zu einem Rückfall kommen, so sollte die betroffene Person das Glücksspielverhalten sofort beenden und den Ort schnellstmöglich ver-

Meine Risikosituationen
1. Langeweile: Gefahr, dass ich Online-Glücksspiele nutze. 2. Stress auf der Arbeit: Gefahr, dass ich auf dem Heimweg in die Spielothek gehe. 3. Einsamkeit: Gefahr, dass ich das Haus verlasse und spiele, um mich nicht allein zu fühlen. 4. Heimweg: Wenn ich an meiner Standard-Spielothek vorbeikomme. 5. Tageszeit abends: Wenn ich alleine zu Hause rumsitze (Langeweile/ Einsamkeit).

Abbildung 6: Liste individueller Risikosituationen – Beispiele

Meine persönlichen Gründe für den Verzicht auf das Glücksspiel
Ich verzichte auf das Glücksspiel, weil ... 1. ich meine freie Zeit lieber mit meiner Familie und meinen Freunden verbringe. 2. ich meine Frau und Kinder stolz machen möchte. 3. ich meine Schulden bei der Familie und Freunden zurückzahlen möchte. 4. ich das viele Geld lieber für Urlaube oder wichtige Anschaffungen spare. 5. ich bei der Arbeit wieder konzentriert und leistungsfähig sein möchte.

Abbildung 7: Gründe für den Verzicht auf Glücksspiel – Beispiele

lassen. Darüber hinaus sollte sie sich an ihre Therapeutin bzw. ihren Therapeuten oder eine Telefon-Hotline wenden. Wichtig ist, dass der Rückfall nicht verschwiegen wird, sondern die betroffene Person offen darüber spricht und sich Hilfe sucht. Auch eine Selbsthilfegruppe bzw. Gruppentherapie kann unterstützend wirken, da sich die Betroffenen untereinander austauschen und ihre individuellen Erfahrungen miteinander teilen können. Dort kann die Person Zuspruch erfahren und sehen, dass es durchaus möglich ist, nach einem Rückfall wieder abstinent zu werden.

Für den Fall eines Rückfalls sollte ein Notfallplan mit hilfreichen Maßnahmen und Strategien erarbeitet werden. Einige wichtige und sinnvolle Schritte sind in Abbildung 8 aufgeführt.

Mein Notfallplan

1. Stopp! Rückfall beenden und Situation verlassen.
2. Stefan (Bruder) anrufen oder aufsuchen, Telefon 012345/67890 oder Therapeutin bzw. Therapeut anrufen, Telefon 09876/54321.
3. Rückfall nicht verheimlichen und offen darüber sprechen.
4. Notfallkarte nutzen, um sich der Gründe für die Abstinenz wieder bewusst zu werden.
5. Ablenkung durch Sport treiben, z.B.Joggen gehen.

Abbildung 8: Erstellung eines Notfallplans für das Eintreten eines Rückfalls– Beispiel

Fallbeispiel: Ralf (Forts.)

Ralf: „Das gehört bei mir mittlerweile dazu, dass wenn ich mal einen Rückfall hab, dass ich das dann auch sage. Für meine Genesung ist es wichtig, dass ich ehrlich bin und dass es auch manchmal weh tut. Also nach dem Motto: Wenn ich Scheiße bau, sag ich trotzdem die Wahrheit. Die Wahrheit tut mir gut und gibt mir ein Gefühl der Befreiung.“

Merke

Rückfälle sind keine Ausnahme und die bzw. der Betroffene sollte sich nicht die Schuld dafür geben. Dennoch sollte jeder Rückfall ernst genommen werden. Die Gründe für einen Rückfall können sehr unterschiedlich sein. Oftmals sind stressige Situationen oder mangelndes Selbstwertgefühl ein Auslöser für das erneute Spielverhalten. Um Rückfälle zu vermeiden, sollte die betroffene Person ihre persönlichen Risikosituationen gut kennen und die in der

Therapie erarbeiteten Maßnahmen und Strategien anwenden. Ein Notfallplan bzw. Notfallkarten können in akuten Situationen hilfreich sein. Wenn es tatsächlich zu einem Rückfall gekommen ist, so sollte dieser keineswegs verschwiegen werden. Stattdessen sollte sich die Person schnellstmöglich an eine Therapeutin bzw. einen Therapeuten, an eine Selbsthilfegruppe oder an eine Telefon-Hotline wenden.

Im Anhang finden Sie im Arbeitsblatt 4 (vgl. Seite 63) Vorlagen und Hinweise zur Erstellung eines Notfallplans und einer Notfallkarte, die Sie ausfüllen und in Ihrem Portemonnaie, der Handtasche oder in Form eines Fotos auf dem Handy immer mit sich führen können.

3.7 Geldmanagement und Schuldnerberatung

Geld ist in unserem Alltag allgegenwärtig: Wir erhalten den Lohn für unsere Arbeit in Form von Geld und wir benutzen es als Zahlungsmittel für unsere Miete und Lebensmittel, für Freizeitaktivitäten, um Geschenke zu kaufen oder in Urlaub zu fahren. Bei einer Glücksspielsucht verändert sich die Bedeutung von Geld für die Betroffenen von einem einfachen Zahlungsmittel hin zu einem Mittel der Suchtbefriedigung, da das Geld *die* Voraussetzung zum Spielen ist.

Eine zentrale und unausweichliche Folge des Glücksspiels bzw. der Glücksspielsucht sind finanzielle Verluste, die bis hin zur Verschuldung führen können. Anfangs werden zunächst oft die eigenen Ersparnisse verspielt, später leihen sich Betroffene Geld bei Angehörigen und Bekannten oder nehmen einen Kredit auf. Wenn auch diese Methoden erschöpft sind, kann es sogar so weit kommen, dass glücksspielsüchtige Menschen kriminelle Beschaffungswege in Betracht ziehen und nutzen, z. B. Diebstahl.

Fallbeispiel: Thomas (Forts.)

Thomas, seit fünf Jahren spielsüchtig, berichtet aus eigener Erfahrung: „Ich musste halt gucken, dass ich irgendwo Geld herkriege. Entweder zum Spielen oder für den Lebensunterhalt. Ich bin leider kriminell geworden, was auch nicht cool oder toll ist. Darauf bin ich auch nicht stolz ...“

Fallbeispiel: Melanie

Auch Melanie, die 30 Jahre alt und seit einem Jahr spielsüchtig ist, erzählt von ihren Schulden: „Ich habe 26.000 Euro Schulden gemacht, in einem halben Jahr. Das Geld kommt eigentlich von einem Kredit, den mein Freund und ich aufgenommen haben, um die Wohnung einzurichten. Wenn ich mir die Zahlen angucke, denke ich ‚Was für große Zahlen, schaffen wir das überhaupt?"

Die Erzählungen von Thomas und Melanie zeigen, dass Geld eine ganz zentrale Rolle in der Glücksspielsucht spielt und einen großen Belastungsfaktor darstellt. Finanzielle Probleme als Folge der Glücksspielsucht sind kein Einzelfall: Mehr als zwei Drittel der glücksspielsüchtigen Personen in ambulanter Behandlung gaben bei einer Umfrage an, verschuldet zu sein. Dabei lag die Schuldenhöhe in einigen Fällen über 25.000 Euro (18,9 % der Betroffenen) bzw. über 50.000 Euro (8 % der Betroffenen; Meyer, 2021). Die regionalen Fachstellen für Glücksspielsucht in Rheinland-Pfalz berichteten ähnliche Werte: Zwei von drei Betroffenen unter 446 beratungssuchenden Personen gaben im Jahr 2020 an, verschuldet zu sein. Mehr als die Hälfte dieser Personen (61,4 %) hatten Schulden in einer Höhe von mindestens 25.000 Euro (Wölfling, Beutel, Kremser & Dreier, 2021).

Bei sehr starker emotionaler Belastung durch die finanziellen Probleme können psychische Probleme die weitere Folge sein, z. B. Depressionen oder eine erhöhte Suizidgefahr. In der Regel stehen die Betroffenen durch ihre finanzielle Not unter großem Druck und sehen häufig keinen Ausweg mehr.

Fallbeispiel: Thomas (Forts.)

Thomas schildert sein Erleben folgendermaßen: „Es ist alles für den Arsch. Du bist hoch verschuldet. Du hast keine Zukunftsperspektiven. Beruflich sieht es scheiße aus."

So wie Thomas geht es vielen Betroffenen. Vielleicht erkennen Sie sich in seiner Aussage ja auch wieder oder hatten schon ähnliche Gedanken. In jedem Fall ist es wichtig, zu betonen: Egal, wie ausweglos die Situation scheint, Sie sind nicht allein! Es gibt für jedes Problem eine Lösung und gerade in Hinblick auf das Thema Geld gibt es zahlreiche, wirksame Schritte, die Sie alleine oder mit der Unterstützung durch andere Personen unternehmen können, um sich aus dem Teufelskreis des Spielens und der Verschuldung zu befreien.

Im Rahmen einer Behandlung der Glücksspielsucht werden sowohl ein angemessener Umgang mit Geld (Geldmanagement) als auch die Regulierung von Schulden (bei Bedarf) regulär aufgegriffen. Dabei werden sowohl Einstellungen gegenüber Geld als auch konkrete Verhaltensweisen der betroffenen Person thematisiert. Es werden sinnvolle Maßnahmen erarbeitet und unterstützend begleitet, die der finanziellen und psychischen Belastung entgegenwirken sollen. Ein Einstieg in das Thema Geld kann beispielsweise die Dokumentation der glücksspielbezogenen Ausgaben sein. Ein Ausgabenprotokoll kann beispielsweise wie in Abbildung 9 dargestellt aussehen.

> Mithilfe von Arbeitsblatt 5, einem Ausgabenprotokoll (vgl. Anhang auf Seite 65), können Sie festhalten, wie hoch Ihre Spieleinsätze sind und so ein besseres Gefühl dafür gewinnen, wie viel Geld Sie regelmäßig und in einem bestimmten Zeitraum für das Glücksspiel ausgeben.

Um sich der Versuchung des Glücksspiels zu entziehen, kann eine Selbstsperre beantragt werden, wodurch die betroffene Person vom Glücksspiel ausgeschlossen wird und folglich nicht mehr daran teilnehmen darf. In Deutschland

Datum	Glücksspielform	Ort	Geldbetrag
07.03.2022	Lotto: 6 aus 49 (6 Felder) & Spiel 77 Ziehung am Mittwoch, 09.03.2022	Kiosk	9,70 Euro
09.03.2022	Sportwette: Oddset (5 Wetten) Fußball – 2. Bundesliga (11.03.2022)	Online	25 Euro
10.03.2022	Lotto: 6 aus 49 (12 Felder) & Spiel 77 Ziehung am Samstag, 12.03.2022	Kiosk	15,70 Euro
11.03.2022	Sportwette: Oddset (2 Wetten) Fußball – 2. Bundesliga (11.03.2022)	Online	10 Euro
11.03.2022	Sportwette: Oddset (2 Wetten) Fußball – 1. Bundesliga (12.03.2022)	Online	15 Euro

Abbildung 9: Auszug aus Arbeitsblatt 5 – Beispiele

existiert ein bundesweites Sperrsystem (OASIS), an das die Betreiber verschiedener Glücksspiele angeschlossen sind. Dazu zählen unter anderem Spielhallen, Spielbanken, Sportwetten, Lotterien mit mehr als zwei Ziehungen pro Woche sowie diverse Online-Veranstalter. Der Antrag auf eine Sperre kann entweder über das Regierungspräsidium Darmstadt beantragt werden, welches das Sperrsystem OASIS verwaltet, oder direkt bei einem Glücksspielbetreiber. Es besteht die Option, einen Antrag auf eine befristete Sperre (Mindestdauer: drei Monate) oder eine unbefristete Sperre (Mindestdauer: ein Jahr) zu stellen. Nach Ablauf dieses Zeitraums endet die Sperre allerdings nicht automatisch, sondern es kann nun eine Aufhebung der Sperre beantragt werden.

Neben der Beantragung einer Sperre ist es zudem sinnvoll, den Zugang zu Geld in jeder Hinsicht zu beschränken. Dafür bietet es sich an, Angehörigen mitzuteilen, dass sie Ihnen kein Geld mehr leihen sollen und den eigenen Zugriff auf verfügbare Finanzen einzuschränken. Dazu zählen beispielsweise ein strengeres, tägliches Auszahlungslimit des eigenen Bankkontos sowie das Sperren von Kreditkarten, Online-Banking und anderen Online-Bezahlsystemen. Weiterhin ist es empfehlenswert, nur noch mit Bargeld zu bezahlen und von diesem immer nur das notwendige Minimum bei sich zu tragen. Ggf. können Angehörige das Bankkonto verwalten und somit regulieren, wie viel Geld abgehoben wird. Diese Schritte sind vor allem nützlich, um weitere Schulden zu vermeiden und langsam neue Ersparnisse aufzubauen, die für die Rückzahlung von Schulden genutzt werden können.

Darüber hinaus können Sie anfangen, ihre monatlichen Einnahmen und Ausgaben in einem Haushaltsbuch festzuhalten und sich so einen Überblick über ihre finanzielle Gesamtsituation verschaffen. Berücksichtigen Sie dabei zum einen Fixkosten, wie Miete, Haushalt und Versicherungen, aber denken Sie auch daran, Rücklagen und einen angemessenen Betrag für Ihre freie Verfügung (nicht zum Glücksspielen!) einzuplanen. Erstellen Sie außerdem eine Liste ihrer Schulden (inkl. Gläubiger, Schuldenhöhe und bereits geleisteter Zahlungen). Anhand des Haushaltsbuches und der Schuldenliste können Sie dann versuchen, abzuwägen, ob und in welcher Höhe Sie monatlich einige Ihrer Schulden abbezahlen können.

Wenn Sie Schwierigkeiten damit haben, den Überblick über Ihre finanzielle Situation, insbesondere über Ihre Schulden zu behalten oder bereits sehr hoch verschuldet sind, ist ein weiterer sinnvoller Schritt die Inanspruchnahme einer Schuldnerberatung. Dort können Sie gemeinsam mit einer Expertin bzw. einem Experten das günstigste Vorgehen für Ihren individuellen Fall besprechen. In diesem Zuge werden beispielsweise Schritte erarbeitet, um neuerliche Schulden zu vermeiden und die vorhandenen Schulden zurückzahlen zu können. Ein letzter Ausweg aus der Verschuldung kann die Privatinsolvenz sein. Dabei handelt es sich um eine gerichtliche Schuldenregulierung, in deren Rahmen alle vorhandenen Schulden nach drei Jahren gelöscht werden, auch wenn sie nicht komplett abbezahlt wurden (sogenannte Restschuldbefreiung). Nach der Restschuldbefreiung kann die betroffene Person einen finanziellen Neuanfang machen. Genauere Informationen zur Privatinsolvenz, den Voraussetzungen und Abläufen können in einer Schuldnerberatung besprochen werden.

Finanzielle Sorgen sind ein extremer Belastungsfaktor und können zahlreiche negative Konsequenzen mit sich bringen. Deshalb: Scheuen Sie sich nicht, Hilfe zu suchen und anzunehmen! Es gibt zahlreiche kostenlose und anonyme telefonische Beratungsangebote, Selbsthilfegruppen und Beratungsstellen vor Ort sowie die eben thematisierten Schuldnerberatungsstellen, bei denen Sie Anschluss und Unterstützung finden können (vgl. auch Linksammlung im Anhang auf Seite 55). Sie müssen Ihre Probleme nicht allein bewältigen!

Anhang

Zitierte Literatur

Banz, M. (2019). *Glücksspielverhalten und Glücksspielsucht in Deutschland. Ergebnisse des Surveys 2019 und Trends. BZgA-Forschungsbericht.* Köln: Bundeszentrale für gesundheitliche Aufklärung (BZgA).

Meyer, G. (2021). Glücksspiel – Zahlen und Fakten. In Deutsche Hauptstelle für Suchtfragen (Hrsg.), *DHS Jahrbuch Sucht 2021* (S. 119–138). Lengerich: Pabst Science Publishers.

Meyer, G. & Bachmann, M. (2017). *Spielsucht.* Berlin Heidelberg: Springer. https://doi.org/10.1007/978-3-662-54839-4

Meyer, C., Rumpf, H.J., Kreuzer, A., de Brito, S., Glorius, S., Jeske, C., et al. (2011). *Pathologisches Glücksspielen und Epidemiologie (PAGE): Entstehung, Komorbidität, Remission und Behandlung. Endbericht an das Hessische Ministerium des Innern und für Sport.* Greifswald und Lübeck: Universitätsmedizin Greifswald/Universität Lübeck.

Wölfling, K., Beutel, M.E., Kremser, R. & Dreier, M. (2021). *Das Beratungsangebot der Regionalen Fachstellen Glücksspielsucht RLP im Überblick. Jahresbericht 2020.* Mainz: Universitätsmedizin der Johannes Gutenberg-Universität Mainz, Klinik und Poliklinik für Psychosomatische Medizin und Psychotherapie, Ambulanz für Spielsucht.

Weiterführende Literatur

Böning, J. & Grüsser-Sinopoli, S. (2009). Neurobiologie der Glücksspielsucht. In D. Batthyány & A. Pritz (Hrsg.), *Rausch ohne Drogen* (S. 45–65). Wien: Springer.

Müller, A., Wölfling, K., Müller, K.W. (2018). *Verhaltenssüchte – Pathologisches Kaufen, Spielsucht, Internetsucht.* Göttingen: Hogrefe.

Von der Goltz, C. & Kiefer, F. (2008). Bedeutung von Lernen und Gedächtnis in der Pathogenese von Suchterkrankungen. *Der Nervenarzt, 79*(9), 1006–1016.

Hilfreiche Internetseiten

- *https://www.bzga.de/service/infotelefone/gluecksspielsucht/*
  Bundeszentrale für gesundheitliche Aufklärung: Telefonberatung für Betroffene und Angehörige
- *https://www.check-dein-spiel.de/*
  Umfangreiche Informationen für Betroffene und Angehörige von der Bundeszentrale für gesundheitliche Aufklärung
- *https://www.check-dein-spiel.de/hilfe-fuer-angehoerige/was-koennen-angehoerige-tun/*
  Was Angehörige tun können
- *https://www.bke.de/?SID=00B-4594D0-F08*
  Familienberatungsstellen
- *https://gluecksspielsucht-selbsthilfe.de/*
  Selbsthilfe
- *https://www.spielsucht-therapie.de/selbsthilfegruppen/*
  Selbsthilfe
- *https://rp-darmstadt.hessen.de/sicherheit-und-kommunales/gluecksspiel/spielersperrsystem-oasis/spieler-faqs*
  Informationen zum Thema Selbst- und Fremdsperre
- *https://anwalt-kg.de/insolvenzrecht/privatinsolvenz/*
  Schuldnerberatungsstelle
- *www.forum-schuldnerberatung.de*
  Schuldnerberatungsstelle
- *https://schuldnerberatungsatlas.destatis.de/*
  Schuldnerberatungsstelle
- *https://www.verbraucherzentrale.de/wissen/geld-versicherungen/kredit-schulden-insolvenz/verbraucherinsolvenz-in-3-jahren-schuldenfrei-11417*
  Informationen zum Thema Privatinsolvenz
- *https://www.gluecksspielsucht-nrw.de/infoline/*
  Infotelefon Glücksspielsucht der Landesfachstelle Glücksspielsucht NRW (kostenlos und anonym): 0800 077 66 11

Arbeitsblätter

Arbeitsblatt: Selbsttest – Bin ich glücksspielsüchtig? 1

Im Folgenden finden Sie Fragen zu verschiedenen Merkmalen der „Störung durch Glücksspielen" nach DSM-5. Sie können nun überlegen, welche der Fragen Sie mit „Ja" beantworten würden und diese entsprechend ankreuzen. Am Ende können Sie die Anzahl der Kreuze addieren und in das Feld „Summe" eintragen.

Merkmale	Ja, trifft zu
1. Haben Sie das Bedürfnis, mit immer höheren (Geld-) Einsätzen zu spielen?	☐
2. Fühlen Sie sich unruhig oder gereizt, wenn Sie versuchen, Ihr Spielverhalten einzuschränken?	☐
3. Haben Sie bereits ohne Erfolg versucht, Ihr Glücksspiel einzuschränken oder komplett aufzuhören?	☐
4. Kreisen Ihre Gedanken stark um das Glücksspiel? Planen Sie gedanklich bereits, wann Sie das nächste Mal spielen können oder denken darüber nach, wie Sie den Geldeinsatz für die nächste Runde beschaffen können?	☐
5. Spielen Sie, wenn es Ihnen nicht gut geht bzw. Sie unangenehme Gefühle erleben?	☐
6. Versuchen Sie, verlorene Einsätze durch neuerliches Spielen wiedergutzumachen?	☐
7. Lügen Sie, um das tatsächliche Ausmaß Ihres Spielverhaltens vor Ihren Mitmenschen geheim zu halten?	☐
8. Haben Sie wichtige zwischenmenschliche Beziehungen oder berufliche Chancen aufgrund des Glücksspiels gefährdet oder verloren?	☐

Arbeitsblatt: Selbsttest – Bin ich glücksspielsüchtig? (Forts.) 1

9. Verlassen Sie sich darauf, dass andere Personen Ihnen Geld zur Verfügung stellen, um die finanziellen Probleme zu lösen, die durch das Glücksspiel entstanden sind?	☐
Summe:	______

Beantworten Sie nun auch noch die folgenden Fragen

Trafen die Symptome kontinuierlich über einen Zeitraum von 12 Monaten auf Sie zu?	☐ Ja	☐ Nein
Verursacht das Glücksspielen bedeutsames Leiden oder Beeinträchtigungen in Ihrem Leben?	☐ Ja	☐ Nein

Auswertung

Die Diagnose der „Störung durch Glücksspielen" wird vergeben, wenn mindestens vier der neun Symptome in einem Zeitraum von 12 Monaten erfüllt sind und das andauernde und wiederholte Glücksspielen bedeutsames Leiden oder Beeinträchtigungen für Sie verursacht.

Wenn Sie beide Zusatzfragen mit „Ja" beantwortet und eine Summe von 4 oder mehr Symptomen erreicht haben, so besteht der *Verdacht auf das Vorliegen einer Glücksspielsucht.*

Dieser Selbsttest dient nur zu Ihrer Orientierung und kann nicht zur tatsächlichen Diagnosestellung einer Glücksspielsucht verwendet werden. Falls Sie (z. B. aufgrund dieses Selbsttests) die Vermutung haben, unter einer Glücksspielsucht zu leiden, wenden Sie sich an eine Beratungsstelle, Ihre Hausärztin oder Ihren Hausarzt oder eine psychologisch-psychotherapeutische Einrichtung.

Arbeitsblatt: Tagesprotokoll **2**

Um einen Überblick über das eigene Spielverhalten zu gewinnen, relevante Auslösereize kennenzulernen und so schließlich persönliche Risikosituationen identifizieren zu können, ist es sinnvoll, ein Tagesprotokoll zu führen. Zudem kann das Tagesprotokoll dabei helfen, Veränderungen im Spielverhalten (gesteigerte Spielzeiten, höhere Einsätze) zu dokumentieren und bewusst zu machen. Im Idealfall sollte das Tagesprotokoll zunächst **über eine Woche lang täglich** ausgefüllt werden, um den Alltag möglichst realistisch abzubilden und mögliche Veränderungen des Spielverhaltens einzufangen. Am besten funktioniert das Tagesprotokoll, wenn Sie es tagsüber bei sich tragen und kontinuierlich eintragen, wo Sie gerade sind, was Sie machen und wie Sie sich fühlen.

Wann	**Wo?**	**Wie lange?**	**Was?**	**Warum?**	**Wie viel?**
Uhrzeit, um die gespielt wurde	Ort, an dem gespielt wurde	Zeit, die mit dem Glücksspiel verbracht wurde	Art des Glücksspiels	Auslöser, erlebte Gefühle	Höhe des eingesetzten Geldbetrags

Arbeitsblatt: 4-Felder-Schema – Aufhören oder Weiterspielen? 3

Überlegen Sie im ersten Schritt einmal ganz konkret, welche persönlichen (1) Vorteile und (2) Nachteile das Glücksspiel für Sie hat und tragen Sie diese Vor- und Nachteile in die beiden Felder ein.

Überlegen Sie im zweiten Schritt, wie ein Leben frei von Glücksspiel aussehen würde. Welche (3) Vorteile und (4) Nachteile würde das mit sich bringen? Tragen Sie die Folgen eines Lebens ohne Glücksspiel in die entsprechenden Felder ein!

	Weiterhin Glücksspiele spielen	**Mit dem Glücksspielen aufhören**
Vorteile	❶	❸
Nachteile	❷	❹

Arbeitsblatt: Rückfallprävention 4

Risikosituationen

Um Rückfälle zu verhindern und abstinent zu bleiben, ist es wichtig, die persönlichen Risikosituationen zu kennen und zu verinnerlichen. Überlegen Sie, welche Situationen in Ihnen ein großes Spielverlangen auslösen und welche Hinweisreize, Orte oder Gefühlszustände besonders oft mit dem Glücksspiel gemeinsam auftreten. Um diese Risikofaktoren zu identifizieren, können Sie beispielsweise das Tagesprotokoll (Arbeitsblatt 2) nutzen und eine Liste oder Tabelle erstellen, die Sie bei Bedarf erweitern können.

Notfallkarte

Im Folgenden finden Sie eine Vorlage für das Erstellen einer Notfallkarte, die Sie gerne ausfüllen, ausschneiden und bei sich tragen können, um mit Risikosituationen umzugehen.

Meine Notfallkarte		
Meine Risikosituationen	Ich verzichte auf das Glücksspiel, weil ...	Alternative Verhaltensweisen, wenn ich Spieldruck habe
1. ______	1. ______	1. ______
2. ______	2. ______	2. ______
3. ______	3. ______	3. ______
4. ______	4. ______	4. ______
5. ______	5. ______	5. ______

Arbeitsblatt: Rückfallprävention (Forts.) 4

Notfallplan

Im Folgenden finden Sie eine Vorlage für einen Notfallplan inklusive einiger wichtiger Schritte, die im Falle eines Rückfalls in der Regel hilfreich sind. Sie können diese Vorlage gerne ausfüllen und ausschneiden oder einen eigenen Notfallplan erstellen.

Mein Notplan

1. Stopp! Rückfall beenden und Situation verlassen.
2. ______________________________ (Name der vertrauten Person) anrufen unter Telefonnummer ______________________________ oder diese Person direkt aufsuchen oder Kontakt mit ______________________________ (Name der Therapeutin bzw. Therapeuten) unter Telefonnummer ______________________________ aufnehmen bzw. eine Telefon-Hotline anrufen (Telefonnummer: ______________________________).
3. Rückfall nicht verheimlichen und offen darüber sprechen.
4. Notfallkarte nutzen, um sich der Gründe für die Abstinenz wieder bewusst zu werden.
5. Ablenken durch ______________________________.

Arbeitsblatt: Ausgabenprotokoll – die Finanzen im Blick behalten 5

Eine mögliche Folge des pathologischen Glücksspiels kann sein, den Überblick über die eingesetzten Geldbeträge zu verlieren, was letztendlich zu erheblichen finanziellen Problemen bis hin zur Verschuldung führen kann. Neben einer Schuldenberatung kann es hilfreich sein, sich einen Überblick über die eigenen Ausgaben zu verschaffen.

Dazu können Sie im Folgenden festhalten, wann Sie wie viel Geld für welche Glücksspielform an welchem Ort eingesetzt haben (vgl. hierzu auch die Beispiele in Abbildung 9). Falls Sie zusätzlich festhalten möchten, unter welchen Umständen es zum Glücksspiel kam, bietet sich ein Tagesprotokoll (vgl. Arbeitsblatt 2) an, das zusätzliche Informationen rund um das Glücksspiel erfasst.

Datum	Glücksspielform	Ort	Geldbetrag